Dr PRESSAT

LE PALUDISME

ET LES

MOUSTIQUES

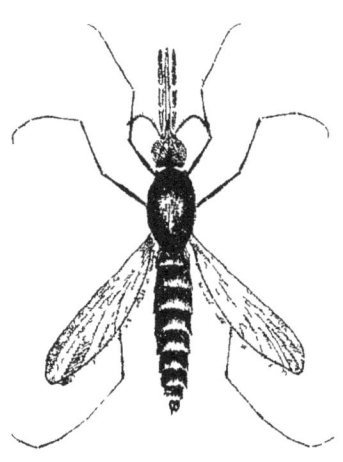

MASSON & Cie, ÉDITEURS
o o o o PARIS o o o o

LE PALUDISME

ET

LES MOUSTIQUES

(PROPHYLAXIE)

LE PALUDISME

ET

LES MOUSTIQUES

(PROPHYLAXIE)

PAR

André PRESSAT

MÉDECIN DE LA COMPAGNIE DU CANAL DE SUEZ

AVEC 8 FIGURES DANS LE TEXTE
ET 11 PLANCHES HORS TEXTE

PARIS

MASSON ET Cⁱᵉ, ÉDITEURS

LIBRAIRES DE L'ACADÉMIE DE MÉDECINE

120, BOULEVARD SAINT-GERMAIN

1905

AVANT-PROPOS

Les découvertes récentes sur la transmission et la prophylaxie du paludisme donnent à l'étude de cette endémie un regain d'actualité, et, de l'ensemble des études qui ont été entreprises un peu partout sur la question, il est résulté un tel progrès et un si légitime espoir de la voir définitivement résolue qu'il est du devoir de chacun d'apporter sa contribution, si modeste qu'elle soit, à la solution de ce grave problème.

C'est l'excuse de ce livre.

On y trouvera exposés les résultats de notre propre expérience, si encourageants pour les entreprises futures qu'il ne nous est pas permis de les passer sous silence. Ce que nous avons obtenu à Ismaïlia peut être réalisé avec le même succès dans un grand nombre de foyers de paludisme, et nous souhaitons vivement d'en voir tenter l'expérience, en particulier dans nos colonies.

Le présent ouvrage n'a d'autre prétention que de donner un aperçu général de la question et de préciser quelques détails de technique. Les illustrations qu'il contient, dessinées avec une conscience absolue et un rare talent par notre interne, le Dr V. Medini, ont toutes été (sauf les planches schématiques) exécutées directement sous le microscope d'après nos propres préparations. Nous ne saurions trop remercier le Dr Medini de cette précieuse collaboration.

Nous adressons également nos vifs remercîments à M. L. Gouré, qui a bien voulu prendre les vues photographiques de notre champ d'opérations reproduites au cours de cet ouvrage.

A. PRESSAT.

LE PALUDISME ET LES MOUSTIQUES

(PROPHYLAXIE)

CHAPITRE PREMIER

LE PALUDISME. — LES COCCIDIES. — LES HÉMATOZOAIRES.

Nulle maladie contagieuse n'a fait peut-être autant de victimes que le paludisme : la peste, le choléra, la fièvre jaune ne lui sont pas, à cet égard, comparables. Car toutes ces affections sont *aiguës* et *localisées* ; leur répartition géographique est limitée. Le paludisme est *chronique* et *universel* : tous les pays du monde ont à en souffrir.

On comprend quel énorme intérêt présente l'étude de sa prophylaxie, surtout lorsqu'il est permis d'établir, comme nous le verrons dans la suite, que *le paludisme est évitable*.

Avant d'arriver à cette démonstration et d'exposer les détails de la technique prophylactique, nous allons, dans de brefs chapitres, rappeler l'histoire de l'Hématozoaire et de son évolution dans le sang humain et dans le corps du moustique ; cette étude est trop intimement liée à celle de la prophylaxie pour qu'il nous soit possible d'aborder la deuxième sans avoir élucidé la première.

Dans ce premier chapitre, nous emprunterons la plus grande partie de nos documents aux remarquables travaux de Laveran, Schuberg, Schaudinn, Siedlecki, Bertrand et Klynens, Éd. et Ét. Sergent, etc.

I. — Les Coccidies.

Lorqu'en 1880 Laveran fit sa merveilleuse découverte et décrivit l'Hématozoaire du paludisme, tout le laborieux échafaudage des hypothèses miasmatiques croula subitement, non pas, il est vrai, sans rencontrer des résistances aussi tenaces qu'injustifiées. Quoi qu'il en soit, la vérité, qui finit toujours par avoir raison, s'établit d'une façon si nettement indiscutable que la question du paludisme entra dans une phase nouvelle, une phase d'avenir. On savait donc que la malaria était une maladie infectieuse, parasitaire, et on pouvait suivre le parasite dans son évolution, comme nous allons le suivre nous-même.

A l'encontre de ce qu'on observe dans la plupart des maladies infectieuses, l'agent pathogène du paludisme n'était pas un microbe monomorphe, dont l'étude eût été vraisemblablement beaucoup plus simple et facile, mais un *Protozoaire*, et c'est pour cela que Laveran le nomma d'abord *Hematozoon malariæ*, d'où, en français, *Hématozoaire*, nom que nous lui conserverons le plus possible, malgré les dénominations successives qu'il a reçues, car l'expression « Hématozoaire de Laveran » est depuis longtemps d'une application universelle.

Ce Protozoaire du paludisme fut rangé dans la classe des *Sporozoaires*, qui ont pour caractère spécial leur mode de multiplication par sporulation, qui est une génération *sexuée*. En règle générale, cette reproduction alterne avec une génération *asexuée*. Tous les Sporozoaires sont parasites et se divisent en six ordres :

1° Les Hémosporidies;
2° Les Coccidies ;
3° Les Grégarines ;

4° Les Myxosporidies ;

5° Les Microsporidies ;

6° Les Sarcosporidies.

En raison de l'étroite analogie qui existe entre l'évolution des *Hémosporidies* et celle des *Coccidies*, de leur proche parenté dans l'embranchement des Protozoaires, de la facilité d'observation du cycle évolutif des Coccidies rendant plus aisée la compréhension de celui des *Hématozoaires*, nous résumerons brièvement, d'abord, les phases successives du développement des Coccidies.

Les Coccidies, comme les parasites du paludisme, présentent, dans leur évolution, deux générations successives :

1° Génération *asexuée* ou *schizogonie* ;

2° Génération *sexuée* ou *sporogonie*.

Nous suivrons, tour à tour, chacune de ces générations en étudiant le développement du *Coccidium Schubergi*, décrit par Schaudinn, et qui évolue dans le tube digestif du *Lithobius forficatus* (mille-pattes), qu'il est facile de se procurer.

Cycle évolutif du « Coccidium Schubergi ».

Schizogonie. — La schizogonie est une phase parasitaire de la Coccidie qui constitue un cycle complet.

L'élément initial de ce cycle est le *sporozoïte*, qui, libéré de son enveloppe kystique dans le tube digestif du *Lithobius forficatus*, pénètre dans une cellule épithéliale, où il se transforme en *schizonte*. Le noyau de ce schizonte se segmente bientôt en un certain nombre d'autres noyaux par division directe dans sa masse protoplasmique. Chaque noyau fille s'entoure d'une couche·de protoplasma, s'isole, se détache et constitue un *mérozoïte*. La cellule épithéliale dans laquelle cette évolution du parasite vient de s'effectuer est frappée de dégénérescence, se désagrège et laisse échapper les mérozoïtes, qui se répandent dans le tube digestif du mille-pattes. Là les jeunes mérozoïtes, doués de mouvements, pénètrent chacun à leur tour dans une cellule épithéliale indemne, se transforment en schizontes, ceux-ci en mérozoïtes, et voilà établie cette génération circulaire par division successive de schizonte en mérozoïte et de mérozoïte en schizonte, qui constitue ce qu'on appelle le *cycle schizogonique*, ou génération asexuée.

SPOROGONIE. — La sporogonie ne forme pas à proprement parler un cycle, comme la schizogonie ; c'est plutôt une phase de la génération de la Coccidie assurant l'hétéro-infection, c'est-à-dire la propagation de l'infection d'un *Lithobius* à un autre.

Après le développement successif d'un certain nombre de générations de mérozoïtes, il arrive un moment où ceux-ci évoluent dans trois directions différentes. Le schizonte, en se segmentant, donne naissance à trois catégories de mérozoïtes :

1° *Mérozoïtes* qui continuent le *cycle schizogonique* ;

2° *Mérozoïtes* qui deviennent *microgamètes* ;

3° *Mérozoïtes* qui deviennent *macrogamètes*.

De sorte qu'il s'établit alors une double évolution : par génération *sexuée* et par génération *asexuée*.

La première catégorie des mérozoïtes nous est connue ; ceux-ci reprennent leur cycle schizogonique.

Les *microgamètes*, ou éléments mâles, et les *macrogamètes*, ou éléments femelles, vont assurer, en se conjuguant, l'évolution ultérieure du parasite et seront le point de départ de la phase sporogonique. C'est dans la cavité du tube digestif que ces deux éléments sexués vont se féconder, se fusionner en une seule cellule, la *copula*. Cette *copula* va s'entourer d'une membrane kystique et deviendra l'*ookyste*.

La membrane d'enveloppe de l'ookyste peut désormais résister aux agents de destruction. L'ookyste est alors expulsé au dehors avec les matières fécales du *Lithobius*.

Le noyau de cet ookyste va se diviser en quatre ; chaque nouveau noyau va s'entourer d'une masse protoplasmique et s'isoler dans le sein de l'ookyste pour constituer le *sporoblaste*. Chacun de ces quatre sporoblastes se divise à son tour en deux masses protoplasmiques munies de leur noyau, qui prennent le nom de *sporocystes*, du fait de leur enkystement dans une double membrane.

Les quatre sporoblastes contenus dans l'ookyste renferment donc chacun deux sporocystes formés d'une double enveloppe, d'une masse protoplasmique et d'un noyau. Pendant que s'opère l'évolution que nous venons de résumer, la masse protoplasmique du sporocyste se condense de chaque côté du noyau, se rétracte et s'en sépare et donne naissance aux *sporozoïtes*. Le sporozoïte, comme nous l'avons vu, est l'élément originel du cycle schizogonique ; nous le voyons être également l'élément terminal de la phase sporogonique.

Comment, à présent, le sporozoïte, arrivé à maturité, parviendra-t-il dans le tube digestif du *Lithobius* pour l'infecter ? Il existe en abondance sous les vieux bois humides et les pierres, où gîte d'ordinaire le *Lithobius*, un petit crustacé du genre Cloporte, dont ce mille-pattes est très friand. Ce Cloporte, qui mange les excréments du *Lithobius*, avale en même temps l'ookyste qui y est contenu, et le mille-pattes, à son tour, déglutit à la fois le cloporte et l'ookyste, qui, dissous dans son tube digestif, mettra en liberté ses sporozoïtes et l'infectera.

Description des éléments évolutifs des Coccidies.

SPOROZOÏTE. — Le sporozoïte est une cellule allongée dont une des extrémités est en massue et l'autre plus effilée. Il mesure de 15 à 20 μ. de long sur 4 à 6 μ. de large. Il est doué de mouvements de flexion, d'extension et d'un mouvement de métabolisme consistant en une contraction ondulatoire qui débute par l'extrémité antérieure et se propage progressivement à l'autre extrémité ; il peut, grâce à ces mouvements, progresser vers la cellule qui doit lui servir de gîte, et qui est, dans le cas présent, une cellule épithéliale du tube digestif du *Lithobius*. Arrivé au contact de cette cellule, il la perfore de sa pointe antérieure et s'y loge pour s'y transformer en schizonte.

SCHIZONTE. — Le schizonte, résultat de la transformation du sporozoïte en une cellule vésiculeuse, est constitué principalement par un noyau dépourvu de membrane et un karyosome baignant dans une masse liquide. La transformation se poursuit, et le rapide accroissement des éléments du schizonte donne naissance aux mérozoïtes, par segmentation successive du karyosome et du noyau. La vésicule initiale s'accroît progressivement de façon à pouvoir loger toutes les nouvelles cellules filles, dont la génération est si rapide qu'elle oblige bientôt l'enveloppe à crever et à mettre en liberté tous les mérozoïtes qu'elle contient.

MÉROZOÏTE. — Les mérozoïtes sont doués de mouvements, comme les sporozoïtes, et la forme de ces deux éléments est sensiblement la même. Ils se distinguent surtout des sporozoïtes par la présence d'un karyosome dans leur masse protoplasmique.

Dès que le mérozoïte est mis en liberté, il se comporte exactement comme un sporozoïte : il se met à la recherche d'une cellule épithéliale, y pénètre, s'y enkyste, s'y développe par imbibition et, par schizogonie de son karyosome et de son noyau, va donner naissance à une nouvelle génération de mérozoïtes, qui, rompant l'enveloppe de la cellule mère, vont recommencer une identique évolution.

Ainsi se poursuivent les différentes phases du cycle schizogonique. Il en est tout autrement pour les éléments qui prennent, ainsi que nous l'avons déjà dit, les deux directions parallèles de la génération sexuée.

MICROGAMÉTOCYTE. — Nous avons vu que les mérozoïtes

issus des schizontes suivent trois voies différentes; nous venons de parcourir la première et d'assister à la transformation des éléments qui la suivent; voyons ce que deviennent ceux qui doivent constituer la phase sporogonique, c'est-à-dire les éléments sexués.

La deuxième classe de mérozoïtes, dont l'accroissement

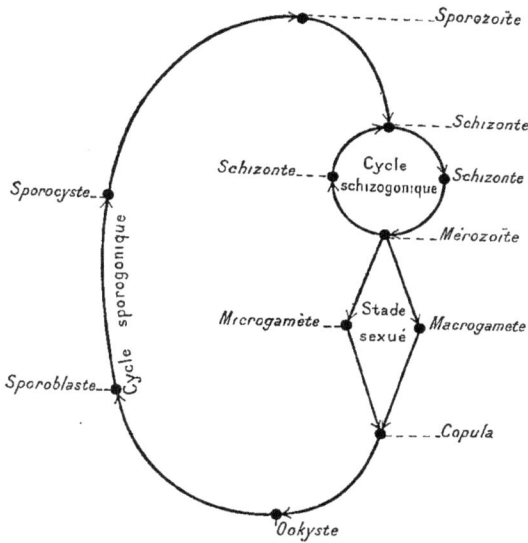

Fig. 1. — Schéma du cycle évolutif des Coccidies.

est beaucoup plus lent, va se diviser en deux catégories. La première est constituée par des mérozoïtes qui vont prendre le nom de *microgamétocytes* et donner naissance à un grand nombre d'éléments nouveaux, éléments mâles, les *microgamètes*.

La deuxième comprend des mérozoïtes se transformant chacun en un élément femelle, le *macrogamète*.

MICROGAMÈTE. — Le microgamète, qui s'est développé lentement aux dépens du microgamétocyte, est un corps flagellé, falciforme, d'une longueur de 6 à 7 μ et d'une lar-

geur qui ne dépasse pas 1 μ. Les flagelles terminaux sont
d'inégale longueur; celui qui termine l'extrémité antérieure
est le plus long. Les mouvements rapides que l'ondulation
de ses flagelles lui transmet, et qui rappellent ceux des
Spermatozoïdes, avec lesquels il présente une grande analogie, lui permettent d'aborder facilement une cellule épithéliale et, plus facilement encore, une cellule femelle ou
macrogamète.

MACROGAMÈTE. — Cette cellule femelle présente une certaine ressemblance avec celle qui résulte de l'enkystement
du mérozoïte dans une cellule épithéliale. Elle est également vésiculeuse avec un contenu granuleux. Après avoir
passé par un stade où elle affecte une forme ovalaire, puis
réniforme, elle devient franchement sphérique, avec un noyau
qui, de central, devient périphérique, ainsi que le karyosome, qui finit par être expulsé de la cellule avant sa maturité, grâce aux contractions incessantes du macrogamète,
contractions qui arrivent à le détacher de la cellule épithéliale où il mûrissait. Il est libre alors et peut errer dans le
tube digestif de son hôte, à la recherche de l'élément mâle
qui viendra le féconder.

Cette fécondation, qui s'effectue parfois dans le sein
même de la cellule épithéliale qui contient le macrogamète,
mais plus souvent quand celui-ci est libéré, s'opère de la
façon suivante : les microgamètes, animés des mouvements
que nous avons décrits, se mettent à la recherche de la
cellule femelle avec une incroyable activité, se disputant la
victoire dans une véritable lutte pour la vie. Ils dédaignent
celles qui ne se sont pas encore débarrassées de leur karyosome, mais se précipitent en grand nombre sur celles qui
ont opéré cette phase de leur développement. C'est alors un
véritable combat, puisque, de tous les assiégeants, un seul
sera l'élu. De son côté, le macrogamète semble faire son
choix, et, quand passe l'assaillant qu'il a distingué, il développe, dans la partie de son protoplasma qui borde son
noyau, un pôle d'attraction, une sorte de prolongement

mamelonné qui ceuille au passage le microgamète et se
rétracte aussitôt en s'ombiliquant pour entraîner l'agent
fécondant dans l'intimité de sa cellule. Et voilà formée la
copula, cellule fécondée, et dont l'évolution se continue,
par développement et conjugaison des deux noyaux mâle et
femelle, pour devenir l'*ookyste*.

Ookyste. — Quand le noyau mâle et le noyau femelle se
sont conjugués et sont devenus une même masse chromatique, la *copula* assure la protection du nouvel élément par
l'élaboration d'une membrane d'enveloppe qui la transforme
en une véritable cellule kystique : c'est l'*ookyste*. Dans ce
nouvel état, il lui est possible de résister à l'influence des
agents destructeurs environnants, et elle peut être expulsée
du tube digestif de son hôte pour recommencer le cycle dont
nous avons déjà analysé les étapes.

Sporoblaste. — Les sporoblastes sont les cellules filles
résultant de la division du noyau de l'ookyste. Nous avons
vu, en étudiant le cycle sporogonique, comment se fait cette
division. D'abord en deux cellules, qui, elles-mêmes, se
subdivisent en deux cellules nouvelles. Nous n'y reviendrons
pas.

Sporocyste. — Le sporocyste consiste uniquement dans
l'enkystement du sporoblaste au moyen d'une double membrane d'enveloppe.

Sporozoïte. — Le noyau du sporoblaste enkysté présente
bientôt un étranglement et se divise en deux moitiés, qui
se rendent aux deux pôles du sporocyste, chassant chacune
une petite vésicule de formation antérieure qui occupait le
pôle correspondant. Ces deux vésicules polaires, abandonnant leur place aux deux nouveaux segments, viennent se
réunir au centre de la cellule à la place occupée précédemment par le noyau. Enfin s'opère la segmentation du
protoplasma en deux parties, chacune formant un *sporozoïte*,
dont nous avons déjà donné la description.

Le cycle évolutif de la Coccidie est maintenant complet
(Pl. I). Il est donc double : cycle schizogonique, qui peut se

répéter un certain nombre de fois dans le même milieu ;
cycle sporogonique, qui succède au premier dans une alter-
nance régulière, et qui en procède, mais n'en peut procéder
qu'une fois, c'est-à-dire qu'un élément de la deuxième génération (sexuée) est obligé, pour parcourir un nouveau cycle,
de faire retour à la première génération (asexuée). Le terme
indispensable de l'évolution dans les deux sens est donc
représenté ici par le *schizonte*.

Le cycle évolutif de la Coccidie est totalement parcouru ;
il va nous guider et nous servir de terme de comparaison
dans l'étude de celui des Hemosporidies, qui est un peu plus
complexe, mais qui, suivant des voies parallèles, évoluera
sur un chemin que nous venons de parcourir et qui nous
est déjà familier.

II. — Les Hémosporidies.

On a longtemps considéré les Coccidies et les Hémosporidies comme des êtres ne présentant entre eux que peu de
rapports ; on ne connaissait alors qu'une partie de leur
existence, qu'une phase de leur évolution. Seule, la sporogonie des Coccidies était connue, et il a fallu les travaux de
Schuberg, Schaudinn, Siedlecki, pour que leur stade schizogonique fût mis en lumière. Pour les Hémosporidies, au
contraire, on ignorait tout de leur sporogonie, et c'est aux
remarquables études de Ross, Grassi, Bignami et Bastianelli
que nous en devons la connaissance. Ces patientes recherches ont permis d'identifier le processus évolutif de ces
deux genres de Sporozoaires, autrefois si distants l'un de
l'autre, et aujourd'hui si rapprochés, qu'il est permis d'es-
pérer que les découvertes ne s'arrêteront pas là et que nous
aurons un jour la solution du grave problème de l'origine
initiale de l'Hématozoaire.

Comme nous l'avons fait pour la Coccidie, nous allons
suivre dans son évolution une Hémosporidie, dans l'espèce

l'Hématozoaire de Laveran, sans nous occuper de discuter la question d'unité ou de pluralité des parasites, sur laquelle nous reviendrons.

Cycle évolutif de l'Hæmamœba malariæ.

Syn. : *Plasmodium malariæ*, Marchiafava et Celli, 1885 ;
    Laverania malariæ, Feletti et Grassi, 1890.

Schizogonie. — Nous avons vu que, malgré son passage dans le corps d'un hôte intermédiaire, le Cloporte, la Coccidie accomplit toute son évolution (schizogonie et sporogonie) dans le tube digestif d'un seul animal. Il en est tout autrement pour l'hématozoaire, qui a besoin de traverser successivement deux organismes tout à fait différents pour opérer son complet développement et parcourir toutes les phases de son cycle évolutif. Chez chacun de ses deux hôtes successifs, il accomplit un stade particulier de son évolution : sa schizogonie, dans le sang de l'homme ; sa sporogonie, dans le corps du moustique.

La marche du processus schizogonique est identique à celle que nous avons décrite pour la Coccidie : le sporozoïte, issu des glandes salivaires du moustique, passe dans la trompe de l'insecte avec la salive au moment où celui-ci pratique une piqûre. Versé dans la circulation, il va immédiatement pénétrer dans une cellule sanguine, comme le sporozoïte de la Coccidie pénètre dans une cellule épithéliale. Là, poursuivant son développement toujours de façon identique, il se transforme en schizonte. Nous verrons plus loin, en étudiant la morphologie des éléments parasitaires, quelles modifications il apporte à la cellule parasitée et quelles en sont les conséquences. Le schizonte, arrivé à maturité, donne issue aux mérozoïtes, qui, se répandant dans le plasma sanguin, vont aller parasiter de nouvelles hématies, pour former de nouveaux schizontes, et voilà établi le cycle schizogonique.

Sporogonie. — Cette évolution schizogonique se reproduit ainsi pendant un certain temps, puis se ralentit, et il se passe ce qui se passe chez les Coccidies : le courant sporogonique s'établit. Un certain nombre de mérozoïtes bifurquent, pour aller former, d'un côté, les microgamètes, de

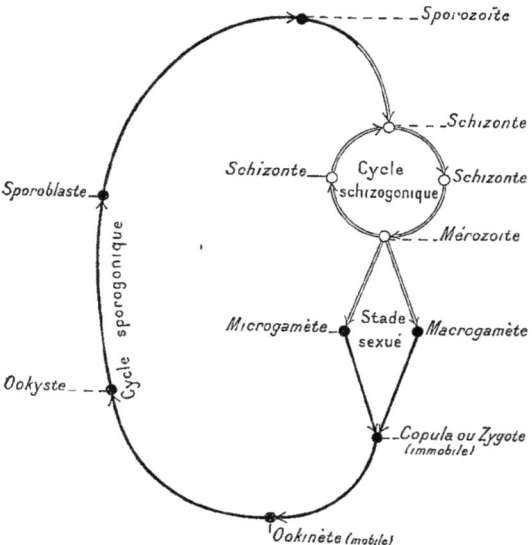

Fig. 2. — Schéma du cycle évolutif des Hémamibes.
= Phase humaine.
— Phase anophéline.

l'autre côté, les macrogamètes, et nous retrouvons là les trois directions que nous avons vu suivre aux mérozoïtes de la Coccidie. C'est le moment, pour le moustique, de venir sucer le sang qui contient ces gamètes, car c'est seulement dans son tube digestif que leur copulation peut s'effectuer.

La fusion de ces gamètes provoque la formation de la *copula*, appelée aussi *zygote* (Ross), *amphionte* (Grassi), mais à laquelle nous conserverons le nom d'*ookinète*, pour nous en tenir à la nomenclature de Schaudinn, que nous avons suivie jusqu'ici à cause de sa grande clarté. Cet ookinète, à son tour, va se transformer en *ookyste*, contenant des *sporoblastes* qui, par nouvelle division, vont devenir les *sporozoïtes* et gagner les glandes salivaires du moustique, d'où ils passeront de nouveau dans la circulation sanguine de l'homme.

Morphologie des éléments schizogoniques de l'«H. malariæ».

Sporozoïte. — Le sporozoïte est un corps effilé, fusiforme, en forme de lancette, doué de mouvements, et mesurant de 10 µ à 14 µ de longueur sur 1 µ à 1µ,5 de largeur. Il est constitué surtout par un noyau central allonge, qui se colore facilement par la méthode de Laveran, que nous décrirons plus loin à propos de l'examen du sang. Il est quelquefois un peu recourbé, falciforme, mais cependant facile à différencier de ce que Ross a appelé les « black-spores », qu'on rencontre parfois à côté des zygotes. Schaudinn a démontré comment il pénétrait dans le globule pour y former un schizonte (Voir planche II la figuration de tous les éléments successifs de l'*H. malariæ*).

Schizonte. — Dès qu'il a pénétré dans l'hématie, le sporozoïte se développe, s'accroît, prend une forme arrondie: il est devenu schizonte. Cet accroissement ne se produit pas sans déterminer une altération profonde de la structure et de la composition du globule rouge. Peu à peu son hémoglobine est dissociée, assimilée et transformée en un certain nombre de granulations pigmentaires, qui constituent ce qu'on appelle le pigment malarien ou les grains de mélanine.

On peut, dès maintenant, comprendre quelle action nocive peut avoir sur l'organisme humain la succession prolongée de ces générations schizogoniques, et quelle anémie profonde peut en résulter, car si, chez les Oiseaux, le parasite respecte le noyau de l'hématie, chez les Mammifères il détruit la cellule en totalité.

Mérozoïte. — Lorsque le schizonte a acquis un développement suffisant, il se fragmente en un certain nombre de noyaux qui s'entourent d'une couche de protoplasma en abandonnant les granulations pigmentaires, qui seront recueillies par le phagocyte, lorsque le mérozoïte sera mis en liberté. On peut observer ces corps segmentés soit dans le globule rouge, soit nageant en liberté dans le plasma sanguin, car souvent la dissociation des segments ne s'opère qu'à l'état libre. D'autres fois, ces segments, ou mérozoïtes, abandonnent le globule pour se répandre dans la circulation à la recherche d'une nouvelle hématie.

Cette parthénogenèse se reproduit de la même façon un grand nombre de fois ; chaque mérozoïte élit de nouveau domicile dans un globule rouge, se transforme en schizonte, qui produit à son tour des mérozoïtes, et cette évolution schizogonique peut se perpétuer ainsi tant qu'il reste des hématies.

Morphologie des éléments sporogoniques de l' « H. malariæ ».

Macrogamète et microgamète. — Tout le cycle sporogonique de l'évolution de l'*H. malariæ* se déroule dans le corps d'un moustique spécial du genre *Anopheles*. On peut suivre cette évolution sous le microscope, en particulier dans les pays chauds, où l'on n'a pas à craindre qu'un abaissement de température vienne arrêter la transformation.

Lorsqu'un *Anopheles* a piqué depuis plusieurs heures un individu atteint de paludisme et a sucé le sang infecté, on peut, en examinant l'estomac du moustique, assister à la fécondation des éléments sexués.

Nous avons vu que les mérozoïtes, au bout d'un certain nombre de phases parthénogénétiques, prenaient trois directions différentes : les uns continuent l'évolution

schizogonique ; les autres, par l'intermédiaire des microgamétocytes, se transforment en microgamètes, ou éléments
mâles, et macrogamètes, ou éléments femelles. C'est sous
cette forme qu'ils sont déglutis par l'*Anopheles* et que nous
les retrouvons dans son estomac. Ils sont différenciables par
leurs noyaux : le microgamète présente un noyau diffus,
entouré de protoplasma hyalin ; le macrogamète possède
un noyau plus dense et plus petit, et son protoplasma est
granuleux. Tous les deux sont parsemés de grains de
pigment.

Quand ils ont séjourné dans l'estomac du moustique et
qu'ils ont pu se débarraser du globule rouge qui les
contenait, ils commencent leurs recherches réciproques.
Comme nous l'avons vu pour les Coccidies, le microgamète
ne tarde pas à s'accoler au pôle d'attraction du macrogamète
et à être englobé par lui.

La *copula* qui résulte de cette pénétration est libre dans
le tube digestif de l'insecte et n'a pas encore trouvé son
habitat définitif. Elle ne va donc pas, comme la Coccidie,
s'enkyster immédiatement, afin de conserver les mouvements qui lui sont nécessaires pour gagner son gîte.

Ookinète. — Cette *copula* mobile, à laquelle Schaudinn
a donné le nom d'ookinète, à cause, précisément, de sa
mobilité, va, par ses mouvements ondulatoires, vermicu-
laires, gagner la paroi de l'estomac et pénétrer dans l'épithélium, au bout de vingt-quatre à trente-six heures.

Ookyste. — Mais cette mobilité précieuse, l'ookinète
la perd dès qu'il a pénétré dans la paroi stomacale, car elle
lui est devenue inutile. Là, en effet, il se transforme,
s'arrondit et s'entoure d'une cuticule ; il est devenu
ookyste.

Il faut sept à huit jours à cet ookyste pour accomplir son
développement normal. Mesurant, au début, de 5 à 6 μ de
diamètre, il a de 50 à 60 μ au bout de cette période,
pendant laquelle il a traversé la couche épithéliale et la
couche musculo-élastique de l'estomac, pour faire hernie

dans la cavité générale du moustique, à la surface externe du tube digestif.

SPOROBLASTE. — L'ookyste, pendant cette phase de son développement, s'est segmenté en un grand nombre de sporoblastes entourés de protoplasma et non d'une membrane protectrice, comme chez la Coccidie, car ici, le parasite effectuant toute son évolution dans le même milieu, n'a nul besoin de préparer des moyens de défense contre les causes extérieures de destruction.

Le nombre des sporoblastes est beaucoup plus grand que chez la Coccidie.

SPOROZOÏTE. — La segmentation multiple des sporoblastes donne naissance à un nombre considérable de sporozoïtes. Quand l'œuf kystique est parvenu à maturité, c'est-à-dire, comme nous l'avons vu, au bout du septième ou huitième jour, il rompt sa membrane d'enveloppe et déverse dans la cavité du cælome une quantité considérable de sporozoïdes. Nous avons décrit la forme de ces éléments au début de l'étude du cycle schizogonique ; nous n'y reviendrons pas.

Ross a eu le grand mérite d'établir comment ces sporozoïtes se répandent dans toute l'économie de l'*Anopheles*, pour arriver, en particulier, dans les glandes salivaires, d'où ils seront entraînés, à la prochaine piqûre du moustique, dans les capillaires sanguins de l'homme, pour y recommencer leur évolution schizogonique.

UNITÉ OU PLURALITE DE L' « H. MALARIÆ ». — Nous avons voulu, dans cette brève étude, n'envisager que les formes franchement cycliques de l'hématozoaire. Il en existe d'autres, et ces formes différentes qui correspondent, dans la clinique, à des symptomatologies également différentes, ont amené un certain nombre d'auteurs à déclarer l'existence de plusieurs espèces de plasmodies et à les décrire comme spécifiques et correspondant à des types cliniques déterminés. Ce n'est pas l'opinion de Laveran, qui a toujours, avec son incontestable autorité, soutenu l'*unité* de l'Hématozoaire.

Nous allons rapidement résumer les théories émises à ce sujet et succinctement décrire les différentes espèces présentées par les auteurs comme spécifiques, et dont l'analogie est telle qu'il n'y a guère, à première vue, que le corps en croissant de la fièvre estivo-automnale qui présente un caractère particulier. Pour conclure, nous emprunterons à Laveran ses propres arguments en faveur de l'unité spécifique.

A. « PLASMODIUM VIVAX » (fièvre tierce). — Ce parasite, décrit par Golgi, Grassi et Feletti, comme étant spécial à la fièvre tierce, évolue dans le sang humain très rapidement et effectue sa schizogonie en quarante-huit heures (Pl. II, fig. 1). Pour assister à son évolution, il est nécessaire de prélever du sang toutes les douze heures environ, après un premier accès, le premier prélèvement suivant immédiatement l'accès, de façon à pouvoir y rencontrer des éléments de néo-formation et à les suivre dans leur développement.

Si on examine du sang frais, sans coloration, aussitôt après l'accès, on découvre dans les hématies le parasite sous la forme d'un petit corpuscule non pigmenté, formant une tache claire et mobile dans le globule, dont il n'occupe encore qu'une partie, et animé de mouvements amiboïdes actifs. Il émet des pseudopodes rétractiles, dont la mobilité transforme constamment sa configuration et lui a valu le nom de *Plasmodium vivax*. Si, à cette période de son développement, on examine une préparation colorée par une des méthodes que nous exposerons au chapitre suivant, l'hémamibe affecte une forme sphérique avec un noyau vacuolaire et un karyosome réduit, fréquemment segmenté en deux parties. La chromatine du noyau se colore en rouge vif par l'éosine, et le pourtour de la sphère prend le bleu de méthylène.

Si on laisse la plasmodie évoluer douze heures dans le sang du paludique, on constate qu'elle s'est développée et occupe alors le quart environ de l'hématie qui, de son côté,

Tableau synonymique des formes évolutives des Hémamibes.

SIÈGE DU PARASITE.	SCHAUDINN.	HÆCKEL; GRASSI.	RAY LANKESTER.	ROSS.	KOCH.
Dans le plasma humain.	Sporozoit.	Sporozoïte (amphigonique).	Gametoklast ou Gametoblast.	Blast.	Sichelkeim.
Dans le globule rouge.	Schizont.	Mononte.	Oudeterospore.	Amœbula, Myxopode, Sporocyte.	Erwachsener Parasit.
Dans le globule et le plasma.	Merozoit.	Sporozoïte (monogonique).	Nomospore.	Spore.	Teilungskorper.
Dans le plasma humain et dans l'estomac du moustique.	Mikrogametocyt.	Antheridium.	Sperm-mothercell.	Gametocyst.	Mannlicher Parasit.
Dans le plasma humain et dans l'estomac du moustique.	Mikrogamet.	Microspore, ou Spermoïde, ou Microgamète.	Androspore.	Microgamet.	Spermatozoon.
Dans le plasma humain et dans l'estomac du moustique.	Makrogamet.	Macrospore, ou Ooïde, ou Macrogamète.	Gynospore.	Macrogamet.	Weiblicher Parasit.
Dans l'estomac du moustique.	Copula, Ookinet, Oocyste, Sporont.	Amphionte (quand il est mobile : vermicule).	Gametospore.	Zygote.	Wurmchen ou Coccidienartige Kugel.
Dans la cavité générale du moustique.	Sporoblast.	—	Spore-mothercell.	Zygotomere.	Sekundare Kugel.
Dans la cavité générale et les glandes salivaires.	Sporozoit.	Sporozoïte (amphigonique).	Gametoklast, ou Gametoblast, ou Exotospore.	Blast, Germinalrod, Zygotoblast.	Sichelkeim.
Schizogonie.	Schizogonie.	Monogonie.	—	—	Endogene Entwickelung.
Sporogonie.	Sporogonie.	Amphigonie.	—	—	Exogene Entwickelung.

s'est profondément modifiée, car son protoplasma, à la coloration, prend une teinte rose jaune indiquant que le parasite lui a déjà soustrait une partie de son hémoglobine, et ce protoplasma se montre parsemé de granulations plus rouges, comme si l'hémoglobine avait été littéralement criblée. Ces ponctuations rouges ne se rencontrent que dans la fièvre tierce et constituent un précieux moyen de diagnostic.

Au bout de douze nouvelles heures, c'est-à-dire vingt-quatre heures après l'accès, on constate des modifications beaucoup plus profondes encore. L'hémabibe affecte des formes variées ; elle est ou sphérique, ou ovalaire, ou crénelée, et occupe le tiers ou la moitié du globule rouge. A ce stade apparaissent les grains de mélanine qui ont envahi son protoplasma et qui ne sont autre chose que les résidus pigmentaires de l'élaboration par le parasite de l'hémoglobine du globule. Cette forme est toujours douée de mouvements amiboïdes, auxquels elle doit les configurations variées qu'on peut constater sur les préparations. La chromatine centrale se colore vivement en rouge par l'éosine et l'anneau périphérique en bleu par le bleu de méthylène. L'hématie finit par perdre toute son hémoglobine et se décolore en s'hypertrophiant.

Après une nouvelle période de douze heures, c'est-à-dire trente-six heures après l'accès, le globule s'est encore hypertrophié et à peu près complètement décoloré, et, malgré son hypertrophie, se trouve aux trois quarts occupé par le parasite. Celui-ci est toujours représenté par sa chromatine, son pigment mélanique et son protoplasma. Dans le sang frais, il apparaît avec un noyau clair, dans lequel la coloration révèle la présence d'un karyosome et présente les dimensions d'un gros leucocyte. Le noyau chromatique se segmente, en deux, en quatre, en huit, et finit par être divisé en une vingtaine de granulations chromatiques nageant dans le protoplasma.

La dernière évolution constatée douze heures plus tard,

c'est-à-dire quarante-huit heures après l'accès, et au moment
où un nouvel accès va se produire, permet de reconnaître
une nouvelle transformation du parasite, qui affecte une
forme en rosace ou en marguerite. Le karyosome a terminé
sa segmentation, et tous ces segments accolés, encore
enfermés dans ce qu'il reste du globule rouge réduit à une
simple membrane d'enveloppe et s'entourant du protoplasma, qui se divise à son tour, vont rompre le globule et
se répandre dans le plasma sanguin.

Ces segments de la rosace, ces pétales de la marguerite,
ne sont autre chose que les mérozoïtes, dont la mise en
liberté termine, comme nous l'avons vu, le cycle de la
génération schizogonique ou asexuée (Pl. II, fig. 1).

L'invasion du sang par les mérozoïtes coïncide avec l'accès
de fièvre, ou, pour parler plus précisément, l'accès de fièvre
correspond à la mise en liberté dans la circulation des
mérozoïtes.

Quel est le mécanisme de l'accès de fièvre ? Doit-on,
comme certains auteurs l'ont prétendu, incriminer la présence de toxines malariques élaborées par le parasite ? Les
expériences de Celli, qui injecta à des enfants du sérum et
des globules pulvérisés provenant de paludiques et prélevés
pendant l'accès, semblent démontrer que la toxine paludéenne est encore une hypothèse. D'autre part, il n'est nul
besoin de la théorie toxique pour expliquer les états pernicieux, délirants, comateux, quand on a vu, comme nous
l'avons vu au cours d'une mission d'études en Italie, les
capillaires cérébraux absolument gorgés, bourrés de parasites constituant de véritables embolies parasitaires. Ne
doit-on pas plutôt voir dans la fièvre une sorte de réaction
de défense ? La question est encore à trancher.

Nous avons vu que l'*H. malariæ* était soumis à l'évolution
sporogonique dans le corps de l'*Anopheles*. On retrouve
donc dans le sang de l'homme, après un certain nombre de
cycles schizogoniques, les éléments sexués de la sporogonie,
qui ont besoin de traverser l'économie du moustique pour

accomplir leur développement. On les rencontre sous la forme de corps sphériques, assez semblables à ceux que nous venons de décrire, mais en différant essentiellement par l'absence de segmentation et la diffusion des grains de mélanine dans toute la masse du protoplasma. Ce sont des microgamétocytes, desquels naîtront bientôt des flagelles, microgamètes ou éléments mâles, qui s'en détachent pour aller féconder les éléments femelles. Mais, si on observe dans le sang ces flagelles, même à l'état libre, évoluant avec rapidité autour des hématies, nous savons que la fécondation ne s'opérera que dans l'estomac de l'*Anopheles*.

B. « PLASMODIUM MALARIÆ » (fièvre quarte). — Le parasite de la fièvre quarte a une évolution plus lente : il lui faut soixante-douze heures pour parcourir son cycle schizogonique, dont nous allons résumer les états successifs, qui rappellent de très près ceux du *Plasmodium vivax*.

Examinée le jour de l'accès, l'hémamibe, à l'état frais, affecte une forme nettement arrondie, douée de mouvements amiboïdes généralement lents et difficiles à observer dans les pays tempérés. Sous notre climat d'Égypte, cette observation est facile. Le parasite se colore en bleu, avec un noyau chromatique.

Le deuxième jour, l'hématie apparaît contractée ; cette contraction semble déterminer une concentration de l'hémoglobine, en sorte que le globule rouge paraît plus coloré. L'hémamibe, au contraire, a grossi, et ses grains de mélanine se sont accentués.

Le troisième jour, le pigment mélanique s'accumule au centre, et le globule rouge, presque entièrement occupé par le parasite, n'apparaît plus que comme un anneau rouge entourant la plasmodie, qui commence à se segmenter.

Le quatrième jour, c'est-à-dire le jour du nouvel accès, la segmentation est complète, et le protoplasma s'est divisé en 8 à 12 mérozoïtes, qui vont bientôt rompre l'anneau hématique qui les enveloppe pour se répandre dans la circulation.

C. « Plasmodium præcox » ou « Laverania malariæ» (fièvre estivo-automnale ou tropicale). — Pour la description de ce parasite, il ne nous est pas possible de suivre une progression définie, comme nous l'avons fait pour les précédents, car la marche de la fièvre estivo-automnale ou tropicale présente des caractères très irréguliers. Les accès peuvent être intermittents, rémittents, subintrants, continus. Il faut donc se borner à examiner la plasmodie pendant l'accès et après l'accès.

Le globule parasité apparaît contracté et surcoloré, comme dans la fièvre quarte, et il peut contenir plusieurs parasites. Ceux-ci se présentent sous forme de corps arrondis, annulaires, pourvus de mouvements amiboïdes très actifs ; ils sont plus petits que ceux de la tierce et de la quarte et sont également dépourvus de pigment à l'état jeune. Quand ce pigment apparaît, il gagne la périphérie de l'hémamibe. Bientôt la segmentation se fait, et les mérozoïtes se détachent, après avoir gagné les capillaires des organes profonds (rate, moelle osseuse, encéphale, etc.). Et alors apparaissent les *corps en croissant*, spécifiques de la fièvre tropicale, qui sont des éléments cylindriques, plus ou moins effilés à leurs extrémités, ordinairement incurvés, d'une longueur de 8 à 9 μ, d'une largeur de 2 μ. Après coloration, on distingue un karyosome vers la partie moyenne ; une couronne de granulations pigmentaires entoure le karyosome. Leur concavité englobe un segment de l'hématie parasitée. Ces corps en croissant sont des gamétocytes, qui donnent naissance à des flagelles (microgamètes).

En résumé, dans les trois formes de fièvre que nous venons d'analyser, le parasite évolue d'une façon analogue, mais avec des différences assez marquées pour qu'on ait été amené à rapporter chaque différent type de fièvre à une espèce différente d'hémamibe. La particularité la plus frappante est évidemment la présence, dans la fièvre tropicale, des corps en croissant, qui n'existent pas dans les autres formes. On est également, de prime abord, frappé par une

autre dissemblance : c'est le rapport du volume de la plasmodie à celui du globule sanguin dans chacun des types de
fièvre, rapport variable et qui pourrait être, en ne tenant
pas compte de l'hypertrophie du globule dans la tierce,
schématisé de la façon suivante (fig. 3).

D'autre part, nous savons qu'il se produit souvent des
transformations dans les types de fièvre et que les différents

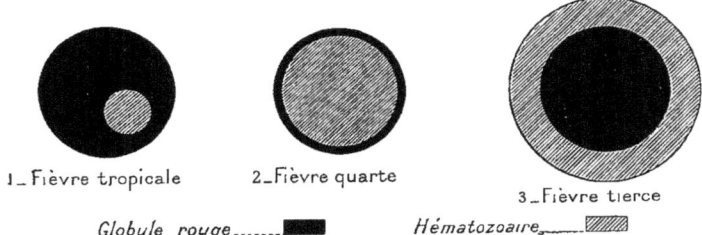

1_Fièvre tropicale   2_Fièvre quarte

3_Fièvre tierce

Globule rouge........ ▓   Hématozoaire........ ▨

Fig. 3. — Schéma du rapport qui existe entre le volume du parasite et le volume
normal de l'hematie dans les différents types de fièvre.

parasites que nous venons de décrire peuvent se rencontrer
chez un même malade. Il faudrait donc admettre, ou qu'un
même moustique a inoculé au fièvreux les trois plasmodies
distinctes, s'il est démontré qu'elles puissent évoluer
simultanément dans le corps du même *Anopheles* (et nous
sommes loin de cette démonstration) ; ou que le malade a été
piqué par trois *Anopheles*, chacun lui transmettant un
parasite différent, et nous ne savons pas davantage si chaque
variété de *H. malariæ* doit nécessairement évoluer dans
l'économie d'une variété correspondante d'*Anopheles*. Mais
nous savons, au contraire, qu'on rencontre les différents
types cliniques de fièvre dans des localités où une seule
variété d'*Anopheles* a été signalée.

Il faut donc, jusqu'à preuve du contraire, admettre avec
Laveran l'unité de l'Hématozoaire et accepter sa classification.
Nous lui emprunterons, à ce sujet, sa propre argumen-
tation (1) :

(1) Laveran, *Prophylaxie du paludisme*.

« Bon nombre d'observateurs admettent qu'il existe plusieurs espèces d'Hématozoaires du paludisme : Hématozoaires des fièvres tropicales, de la fièvre tierce bénigne et de la fièvre quarte.

« Il n'est pas douteux que, dans les fièvres graves des pays chauds, ce sont les petites formes et les croissants qui se rencontrent le plus souvent, tandis que, dans les fièvres de nos pays tempérés, ce sont les grandes formes amiboïdes qui dominent. Mais, lorsque les malades qui ont contracté la fièvre dans les régions tropicales reviennent dans nos pays et qu'ils ont des rechutes, on trouve souvent dans leur sang de grandes formes amiboïdes identiques à celles des fièvres d'Europe. Il est fréquent de trouver, chez un même malade, des petites formes, des grandes formes amiboïdes et des corps en croissant.

« La clinique plaide en faveur de l'unité ; les types de fièvre se transforment souvent, et, dans la plupart des foyers palustres, les mêmes types se retrouvent ; les proportions seules varient. Dans les pays chauds, les types continus ou à courte intermittence dominent ; dans les pays tempérés, ce sont les tierces et les quartes qui s'observent avec le plus de fréquence ; la constance même de ces variations indique que c'est l'influence des climats qui, très probablement, accélère ou ralentit l'évolution du parasite et qui augmente ou diminue sa virulence.

« L'identité des lésions anatomiques : anémie, mélanémie, hypersplénie, et l'efficacité de la quinine dans le traitement de toutes les formes viennent également à l'appui de l'unité du paludisme.

« Les différences morphologiques qui existent d'ordinaire entre les parasites des fièvres tropicales et ceux des fièvres tierces ou quartes me paraissent devoir être rapportées à des variétés d'un même Hématozoaire et non à des espèces distinctes. On peut admettre les variétés suivantes : *H. malariæ* var. *parva* ; *H. malariæ* var. *magna ; H. malariæ* var. *quartanæ*.

« La variété *parva* est celle qui se rencontre d'ordinaire dans les fièvres graves des pays tropicaux ; elle correspond aussi aux formes estivo-automnales des auteurs italiens ; on ne trouve souvent dans le sang que de petites formes associées ou non aux croissants. Dans les cas de fièvre pernicieuse, l'abondance de ces petits éléments est telle que les capillaires de la plupart des organes, du cerveau en particulier, en sont littéralement bourrés. Les formes segmentées en sont très rares dans le sang de la grande circulation.

« La variété *magna* se rencontre plus particulièrement dans les tierces bénignes de nos pays ; elle est caractérisée par les grandes formes amiboïdes pigmentées ; à côté des grandes formes, on trouve d'ailleurs des formes moyennes et de petites formes identiques à celles de la variété précédente. Les formes segmentées sont communes.

« La variété de la quarte est moins grande que la précédente, et, dans les formes en segmentation, le nombre des segments est moindre, en général, que dans la variété *magna* (8 au lieu de 16 ou 32). »

Nous pouvons, à l'aide de ce qui précède, résumer en quelques lignes toute la question du rapport qui existe entre le type clinique de la fièvre et la variété d'Hématozoaire :

I. Fièvre tropicale : *H. malariæ parva.* — Petits éléments ; corps en croissant ; durée d'évolution : variable.

II. Fièvre quarte : *H. malariæ quartanæ.* — Éléments moyens, du volume d'une hématie ; durée d'évolution : soixante-douze heures.

III. Fièvre tierce : *H. malariæ magna.* — Grands éléments amiboïdes, pigmentés ; durée d'évolution : quarante-huit heures.

CHAPITRE II

EXAMEN MICROSCOPIQUE DU SANG.

Le paludisme n'étant pas la seule affection dans laquelle on rencontre une intermittence dans la fièvre, il est indispensable, pour affirmer le diagnostic, de pratiquer l'examen microscopique du sang. Seule, cette recherche pourra permettre d'établir un diagnostic indiscutable.

On peut avoir à examiner du sang frais ou du sang desséché ; les procédés d'examen différant sensiblement dans les deux cas, nous allons décrire successivement la technique répondant à chacun d'eux. Quand on a le choix, nous conseillons vivement d'examiner le sang à l'état frais ; c'est la méthode qui donne les résultats les plus rapides. Elle est, en outre, d'un intérêt captivant, car elle permet à l'observateur de contrôler tous les mouvements des parasites et d'assister à leurs métamorphoses.

I. — Prélèvement du sang.

Soit qu'on désire faire l'examen extemporané, soit qu'on se propose de conserver les préparations, il est certaines précautions à prendre pour mener à bien la petite opération de la prise du sang.

On a coutume de piquer d'ordinaire la pulpe d'un doigt après l'avoir préalablement nettoyée et dégraissée à l'aide de l'alcool et de l'éther, et de recueillir sur une lame ou sur une lamelle de verre la goutte de sang qui sourd de la piqûre.

Nous pensons que cette méthode est défectueuse pour les raisons suivantes : d'abord la pulpe du doigt, chez un grand nombre d'individus adonnés aux durs travaux manuels, est épaissie, durcie, kératinisée, et nécessite une piqûre profonde ; d'autre part, les lavages à l'alcool, à l'éther, ont l'inconvénient, s'il reste des traces de liquide sur le doigt, de fixer et de déformer les éléments.

Nous préférons le procédé suivant, que nous avons toujours employé avec de bons résultats. on lave simplement à l'eau bouillie la partie dorsale du doigt correspondant à la phalangette, et on pique directement dans la région susunguéale avec une aiguille ou une épingle flambée. La peau y est très mince et très vascularisée, et on obtient immédiatement une quantité de sang suffisante. En faisant exécuter à l'ongle, par pression de l'extrémité du doigt, des mouvements de flexion et d'extension, on rend la région exsangue ou, au contraire, très riche en sang. Dans cette opération, la main du patient peut être placée à plat sur une table, ou sur le lit, ce qui facilite grandement toutes les manœuvres.

Il s'agit de recueillir le sang ; la façon de le recueillir dépend de l'usage qu'on en veut faire ultérieurement : examen extemporané du sang frais, ou conservation des préparations pour la coloration.

Pour examiner le sang frais, on applique légèrement le milieu d'une lamelle couvre-objet sur la goutte de sang, de façon à en prélever une fine gouttelette, et on place cette lamelle sur une lame porte-objet, de champ, puis on l'incline et on la rabat doucement et lentement sur la lame, de la même façon qu'on rabat la couverture d'un livre pour le fermer. De la sorte, la préparation ne contient pas de bulles d'air, et le sang s'étale en fine couche entre les deux lames. Si on fait l'examen immédiat, nulle autre précaution n'est à prendre, et on peut porter la préparation directement sous le microscope. Si on est obligé de retarder cet examen, il est bon de border la préparation avec de la vaseline ou dela paraffine, qui la préserveront un temps suffisant et retarderont la dessiccation.

Il est possible de colorer cette préparation vivante, il suffit d'insérer entre les deux lames, au moyen d'un fil de platine, une très petite quantité de bleu de méthylène. On peut aussi préparer d'avance une lame ou une lamelle colorées en y étalant une fine couche de bleu de méthylène, qu'on laisse sécher ; on prélève alors le sang directement sur une de ces lames. Nous avons encore employé un autre procédé, qui consiste à colorer la goutte de sang quand elle est encore sur le doigt, en y plongeant un stylet trempé dans le bleu, et à recueillir le mélange. Il est important d'avoir des lames et des lamelles bien nettoyées à l'alcool et à l'éther, et de les conserver dans un mélange d'eau et d'alcool ; on les essuie et on les assèche au moment de s'en servir, et on veille à ne les prendre que par les bords, pour ne pas les charger de matières graisseuses ou de poussières.

Quand on fait des prélèvements de sang destinés à la coloration, il faut procéder de la façon suivante : on recueille le sang sur une lamelle, comme il vient d'être dit, et on l'étale en couche mince en appliquant une seconde lamelle sur la première et en faisant glisser les deux lamelles l'une sur l'autre. On a ainsi deux préparations ; mais ce procédé a l'inconvénient d'écraser, de rompre un certain nombre de globules et de rendre la liberté à des parasites endoglobulaires que l'on aurait eu intérêt à examiner *in situ*. On peut aussi étaler le sang au moyen d'un morceau de papier, d'une carte de visite, etc. Mais le même inconvénient se représente. Nous préférons de beaucoup le procédé suivant, que nous recommandons spécialement : il consiste simplement à *essuyer* le sang sur le doigt directement avec une lamelle. Il est nécessaire d'obtenir, pour cela, une très fine gouttelette de sang ; si elle est trop grosse, on l'essuie avec une compresse, et on en fait sourdre une plus petite, ce qui est facile si on a eu soin de pratiquer la piqûre d'après la méthode que nous avons recommandée ;

on applique alors la lamelle sur cette gouttelette, et on essuie en tirant rapidement le couvre-objet. La manœuvre est encore plus facile avec une lame porte-objet. On obtient ainsi une traînée de sang en couche très mince, dans laquelle ni les parasites, ni les éléments figurés du sang ne sont détériorés, car ils ont été recueillis entre deux surfaces élastiques et non tranchantes, la peau et la lamelle. Quand on a de nombreux examens à faire pour établir des diagnostics, comme c'était notre cas à Ismaïlia, nous conseillons de faire le prélèvement directement sur une lame porte-objet d'après ce procédé. On obtient très rapidement une préparation qu'on peut colorer et porter ainsi sous l'objectif. Mais ces préparations extemporanées ne se conservent pas, et il est bon d'en préparer une ou deux de la même origine pour la conservation.

Quand le prélèvement est fait, on laisse sécher le sang, ce qui est très rapide, et on le fixe. La fixation s'obtient de différentes manières. Les plus usitées sont les suivantes :

On fixe par la *chaleur*, en chauffant la préparation à 110 ou 120° ; on emploie aussi l'*alcool absolu*, qui est un bon fixateur. Il suffit de plonger les lamelles dans l'alcool absolu et de les y laisser séjourner au moins une demi-heure. Quelquefois plusieurs heures sont nécessaires pour obtenir une bonne fixation.

Enfin le procédé le plus rapide, et que nous employons presque exclusivement, consiste à fixer la préparation au moyen d'un mélange d'*alcool-éther* à parties égales. Il suffit de verser sur la lamelle, maintenue horizontalement au moyen d'une pince de Debrand, quelques gouttes du mélange et de laisser évaporer ; la fixation est parfaite, et on peut colorer.

II. — Éléments constitutifs du sang.

La première erreur qu'un observateur inexpérimenté commettra, en examinant une préparation de sang paludique, sera de prendre pour des plasmodies les noyaux fortement colorés de certains leucocytes, et notamment des polynucléaires, dont le protoplasma, coloré en bleu, est parsemé de granulations rouges.

Il nous paraît donc nécessaire, avant d'aborder la description des méthodes de coloration, de résumer en quelques paragraphes l'état de nos connaissances actuelles sur la composition du sang. Il est indispensable, si l'on veut faire un examen microscopique sérieux de sang parasité, de bien connaître les réactions des globules blancs.

L'étude du plasma sanguin ne présentant aucun intérêt spécial dans le cas particulier qui nous occupe, nous porterons directement notre attention sur les éléments figurés.

Globules rouges. — Ils se présentent sous la forme de disques biconcaves, d'un diamètre de 6 à 9 μ, sans mouvements propres. Ils sont constitués par un stroma renfermant une albuminoïde colorante, l'hémoglobine.

Les globules rouges ne contiennent que fort rarement un noyau qui se colore en violet foncé, alors que l'hémoglobine est colorée en rouge vif. Il faut se rappeler cette particularité afin de ne pas prendre ce noyau pour une forme parasitaire.

A l'état normal, le nombre des globules rouges est de 4 500 000 à 5 000 000 par millimètre cube de sang. Dans les états pathologiques, cette proportion peut varier considérablement.

Globules blancs. — Les globules blancs sont des corps sphériques, d'un diamètre de 8 à 20 μ, doués de mouvements amiboïdes et constitués par un protoplasma renfermant un noyau. On les divise en plusieurs espèces :

1º LEUCOCYTES MONONUCLÉAIRES. — Les leucocytes mononucléaires ne présentent jamais de granulations dans leur protoplasma. Ils sont représentés par :

A. *Les petits lymphocytes*, dont le volume est à peu près celui des globules rouges et dont le protoplasma contient un noyau arrondi ou ovalaire qui occupe presque la totalité de la cellule. Ce noyau prend fortement les couleurs basiques et se colore en violet foncé par la méthode de Romanowski ; le protoplasma est teinté en bleu pâle ;

B. *Les gros lymphocytes mononucléaires* ont un volume deux à trois fois supérieur à celui de l'hématie. Ils ont un gros noyau de forme variable, sphérique, ovale, réniforme, en fer à cheval, en bissac, qui se colore plus faiblement que celui des petits lymphocytes. Il en est de même pour le protoplasma.

2º LEUCOCYTES POLYNUCLÉAIRES. — Le protoplasma des leucocytes polynucléaires est toujours parsemé de granulations. On les divise en :

A. *Leucocytes polynucléaires à granulations neutrophiles*, dont le volume est un peu inférieur à celui des gros mononucléaires. Ce sont les plus nombreux dans le sang. Ils ont un noyau polylobé, dont les différents lobes sont réunis par des filaments chromatiques (Ranvier) et forment des figures d'aspect variable. Il est fortement coloré en violet et le protoplasma en bleu clair ; les granulations sont teintées en rouge carmin ;

B. *Leucocytes polynucléaires à granulations éosinophiles* ou *acidophiles*, dont le volume est identique à celui des précédents. Leur noyau est moins divisé, moins contracté, moins foncé que celui des polynucléaires ordinaires ; leur protoplasma est semé de granulations grosses, rondes, à double contour, qui prennent les couleurs acides (Labbé) ;

C. *Leucocytes polynucléaires à granulations basophiles* ou *Mastzellen*, de même volume. Leur noyau est polylobé, et les granulations, très grosses, ne se colorent ni par le Romanowski, ni par le triacide d'Ehrlich ; elles prennent la thionine et le bleu polychrome de Unna et se teintent en violet rouge.

Un millimètre cube de sang normal contient de 6000 à 8000 leucocytes. D'après Leredde et Bezançon (1), on compte, sur 100 leucocytes : 32 à 33 mononucléaires, 64 à 65 polynucléaires neutrophiles, 1 à 2 polynucléaires éosinophiles, 0,25 à 0,5 polynucléaires basophiles.

PLAQUETTES SANGUINES. — *Les plaquettes sanguines* de Bizzozero, ou *hématoblastes* de Hayem, sont des petits éléments irréguliers, à bords dentés, déchiquetés, dont le rôle n'est pas encore nettement établi. On admet généralement qu'ils favorisent la coagulation et participent à la régénération sanguine. Ils se colorent en violet-carmin, comme le noyau des leucocytes.

Ce qu'il faut retenir de cet exposé, c'est la forme et la coloration des noyaux et des granulations, qui, dans certains cas, présentent assez d'analogie avec quelques-unes des différentes formes parasitaires de l'hématie pour prêter à confusion.

III. — Méthodes de coloration.

Les procédés de coloration de l'Hématozoaire du paludisme sont nombreux ; nous n'en donnerons pas la nomenclature complète, car il en est un certain nombre qui donnent des résultats médiocres, et il est préférable de recourir tout de suite aux plus perfectionnés. C'est ainsi qu'aux procédés de Koch, de Manson, basés sur l'emploi d'une seule matière colorante, le bleu de méthylène, on devra préférer les procédés de double coloration, qui donnent des préparations infiniment plus nettes et plus précises.

Ils reposent tous sur l'emploi successif ou simultané de *l'éosine* et du *bleu de méthylène*, et il n'est pas un laboratoire,

---

(1) Leredde et Bezançon, *Presse médicale*, 23 novembre 1898.

si modeste soit-il, qui n'ait à sa disposition ces deux colo-
rants. Nous décrirons seulement les plus usités, ceux qui
sont aujourd'hui de pratique courante :

A. *Colorations successives*. — Il faut avoir à sa disposition
les deux solutions suivantes :

Solution A. Éosine.................... 0gr,50
— Alcool à 70°.............. 100 grammes.
Solution B. Bleu de méthylène........ 1 gramme.
— Eau distillée.............. 100 grammes.

On plonge la lamelle dans la solution A pendant deux ou
trois minutes, et on la lave sous un filet d'eau distillée. Il
arrive fréquemment que la préparation est surcolorée,
surtout si la couche de sang n'est pas d'une minceur
extrême ; il suffit alors de laver à l'alcool, jusqu'à ce que la
décoloration donne le résultat cherché, qu'il est bon de
vérifier en portant la préparation sous un objectif sec.

On colore ensuite au bleu de méthylène en plongeant la
lamelle un temps très court dans la solution B. Il faut
encore surveiller la marche du colorant, car les sous-colo-
rations et surtout les surcolorations sont fréquentes. On
lave à l'eau, on sèche et on monte dans la baume de
Canada. Les hématies doivent être colorées en rose et le
protoplasma des plasmodies en bleu.

Les matières employées n'ont pas toujours le même pouvoir colorant, et, si on change de produits, si on a des produits vieux, les résultats diffèrent sensiblement. Cette
remarque s'applique en particulier au bleu de méthylène,
qui n'est pas toujours d'une pureté absolue. Il est donc bon
d'adopter une marque et de s'en servir en toutes circonstances pour avoir, autant que possible, des résultats constants.

B. *Colorations simultanées*. — Ce sont les plus employées,
car ce sont elles qui donnent les plus belles préparations.
Elles consistent dans le mélange préalable des deux solutions, éosine et bleu de méthylène, qui agissent simultanément et dont les composants, l'un acide (éosine), l'autre

basique (bleu de méthylène), réagissant l'un sur l'autre, élaborent une troisième substance neutre qui a une affinité marquée pour la chromatine nucléaire. Voici les principaux procédés fondés sur ce principe.

Procédé de Romanowski. — Romanowski emploie les deux solutions suivantes :

Solution A.	Éosine à l'eau...........	0ᵍʳ,50
—	Eau distillée............	100 grammes.
Solution B.	Solution concentrée de bleu	
	de méthylène..........	2 parties.
—	Eau distillée............	1 —

Après fixation par la chaleur, on plonge la préparation dans le mélange de ces deux solutions de la façon suivante : on verse une certaine quantité du mélange dans un godet, un verre de montre, une boîte de Petri, et on place doucement la lamelle à la surface du liquide face en bas, de façon qu'elle surnage, et que seule la face recouverte de sang baigne dans la solution. Dans cette position, la couche de sang ne se recouvre pas du précipité qui se forme assez rapidement et qui est dû, comme nous l'avons dit, à la réaction de l'éosine sur le bleu de méthylène. La lamelle doit rester vingt-quatre heures en contact avec la solution colorante. Ce procédé est, comme on le voit, un peu long ; mais, quand il est exécuté avec précaution, il donne de très brillants résultats. Cependant, malgré tout, le précipité se forme quelquefois en telle abondance que les préparations deviennent inutilisables.

Procédé de Ziemann. — C'est pour remédier à ce gros inconvénient que Ziemann a modifié de la façon suivante le procédé de Romanowski. Il s'est appliqué à n'employer que des produits absolument purs et parfaitement définis et a réussi à obtenir des résultats excellents. Cependant il est toujours nécessaire d'opérer par tâtonnements dans le mélange des deux solutions pour obtenir le degré de coloration cherché. Ziemann opère les mélanges gradués dans des récipients séparés, alignés à la suite les·uns des autres. Ces mélanges sont opérés dans les proportions suivantes :

	Bleu. c c	Éosine. c c
1er récipient......................	2	2
2e —	2	8
3e —	2	10
4e —	2	12
5e —	2	14
6e —	2	16

En traitant un certain nombre de préparations par ces mélanges successifs, soigneusement titrés, on finit par obtenir le résultat cherché, et on peut s'y tenir dans la suite, si on fait toujours usage exactement des mêmes produits. Les solutions mères sont ainsi composées :

Solution A.	Éosine à l'eau (Hochst)....	1 gramme.
—	Eau chaude..............	100 grammes.
Solution B.	Bleu de méthylène médicinal (Hochst)............	1 gramme.
—	Eau distillée bouillante....	100 grammes.

Avec la première solution, on prépare, au moment de s'en servir, une solution au millième, qui sera mélangée, sans filtration, avec la solution B filtrée.

Pour colorer les Hématozoaires, on procédera comme il a été dit plus haut, après fixation à l'alcol absolu pendant vingt à trente minutes. On lave, on sèche et on monte dans le baume.

Les hématies sont colorées en rose ; le protoplasma des mononucléaires de transition et des lymphocytes, en bleu pâle ; le protoplasma des polynucléaires neutrophiles, en rose pâle ; le noyau de tous les globules blancs et les hématoblastes de Hayem, en violet carmin ; le protoplasma des Hématozoaires, en bleu tendre, et leurs noyaux en carmin violet.

Procédé de Laveran. — Laveran a décrit un procédé de coloration qui présente sur les précédents l'avantage de la rapidité et de la précision. Nous l'avons toujours employé avec succès. Voici comment l'auteur le décrit (1) :

1) Laveran, C. R. de la Société de Biologie, 9 juin 1900.

« J'emploie les réactifs suivants, qui devront être préparés à l'avance :

« 1° Bleu de méthylène à l'oxyde d'argent ou *bleu Borrel*. Dans une fiole de 150 centimètres cubes environ, on met quelques cristaux d'azotate d'argent et 50 à 60 centimètres cubes d'eau distillée ; quand les cristaux sont dissous, on remplit la fiole avec une solution de soude et on agite ; il se forme un précipité noir d'oxyde d'argent, qui est lavé à plusieurs reprises à l'eau distillée, de manière à enlever l'azotate de soude et l'excès de soude. On verse alors sur l'oxyde d'argent une solution aqueuse saturée de bleu de méthylène médicinal de Höchst ; on laisse en contact pendant sept à huit jours en agitant à plusieurs reprises ;

« 2° Solution aqueuse d'éosine à 1 p. 1 000 (éosine soluble dans l'eau de Höchst) ;

« 3° Solution de tanin à 5 p. 100.

« Il est bon de mettre dans les fioles qui contiennent les solutions d'éosine et de tanin de petits morceaux de camphre, afin d'empêcher la production des moisissures.

« Pour colorer une préparation de sang, on procède comme il suit :

« Le sang desséché en couche mince à la surface d'une lamelle couvre-objet est fixé par l'alcool absolu (vingt minutes environ).

« On prépare, *au moment de s'en servir*, le mélange colorant d'après la formule suivante :

Solution d'éosine à 1 p. 100...........	4 centim. cubes.	
Eau distillée.......·.....	6	—
Bleu Borrel.......................	1	—

« On se sert, pour préparer ce mélange, d'une petite éprouvette graduée ; les solutions d'éosine et de bleu de méthylène sont filtrées *séparément* au moment où l'on fait le mélange ; on agite avec une baguette de verre, et l'on verse le liquide colorant dans un godet de porcelaine. La lamelle sur laquelle le sang a été desséché est placée à la surface du liquide, de manière à ce qu'elle surnage pendant que la coloration s'opère.

« Si le sang a été desséché sur une lame porte-objet, on colore dans une boîte de Pétri, par exemple, en ayant soin de placer la surface recouverte de sang de manière à ce qu'elle baigne dans la partie supérieure du liquide, sans que le précipité qui se forme toujours plus ou moins rapidement vienne s'accumuler à sa surface.

« Si le sang a été recueilli récemment, il suffit, pour la coloration de la chromatine de la plupart des Hématozoaires, et notamment de l'Hématozoaire du paludisme, de laisser la préparation pendant cinq à dix minutes dans le liquide colorant. Pour la coloration de la chromatine des Hématozoaires endoglobulaires des Oiseaux et des flagelles, il est nécessaire de laisser les préparations pendant plusieurs heures, et quelquefois pendant douze heures, dans le bain colorant.

« Lorsque le sang est desséché depuis longtemps, la coloration se fait plus lentement que lorsque la dessiccation est récente ; j'ai réussi cependant à obtenir de bonnes colorations de la chromatine des Hématozoaires du paludisme, dans des préparations de sang qui dataient de plusieurs années.

« Pour la durée de la coloration, quelques tâtonnements sont inévitables, car cette durée varie avec la nature des Hématozoaires, avec le temps qui s'est écoulé depuis que le sang a été recueilli et desséché, et aussi avec les solutions d'éosine et de bleu de méthylène, dont le pouvoir colorant n'est pas toujours le même.

« Lorsqu'on suppose que la coloration est suffisante, la préparation est lavée à grande eau, puis soumise à l'action de la solution de tanin pendant une minute environ ; on lave de nouveau à l'eau distillée, et on sèche.

« Avant de monter dans le baume, on examine la préparation à sec ; si la coloration est trop intense ou s'il existe un dépôt granuleux abondant, on lave à l'alcool absolu.

« Les hématies doivent être colorées en rose et les noyaux des leucocytes en violet foncé. Le protoplasma des Hématozoaires se colore en bleu pâle, la chromatine en violet ou en rouge violacé.

« La solution de bleu Borrel doit être renouvelée lorsqu'elle donne rapidement un abondant précipité, après son mélange à la solution d'éosine. »

Ce procédé est particulièrement commode et fidèle et nous a toujours donné de bons résultats, surtout aux moments où nous étions obligé de pratiquer des examens nombreux et rapides. Dans ce cas, nous prélevions le sang sur des lames porte-objet d'après le procédé que nous avons signalé, et nous pratiquions la coloration dans des conserves de Borrel, plus pratiques à cet égard que les boîtes de Pétri, dans lesquelles on est obligé de mettre deux petites cales aux extrémités de la lame pour que sa surface soit immergée en suspension dans le liquide. Dans une conserve de Borrel, on place la lame debout dans le bain colorant, légèrement inclinée sur sa face chargée de sang, et la coloration se fait sans dépôt appréciable.

PROCÉDÉ DE ROSS. — Lorsque les Hématozoaires sont en petit nombre dans le sang, on a quelquefois beaucoup de peine à les découvrir dans la mince couche d'une lamelle ; il y a donc intérêt à pouvoir examiner une quantité de sang plus considérable dans le même champ de microscope. Pour obtenir ce résultat, sans être gêné par l'amas et la confusion des globules, Ross a imaginé le procédé suivant : il dépose sur la lamelle une grosse goutte de sang, qu'il n'étale pas, et la laisse sécher sans la fixer. Puis il la recouvre de quelques gouttes d'une solution *aqueuse* d'éosine qu'il laisse agir pendant un quart d'heure environ. L'action de cette solution aqueuse est double : d'une part, elle dissout l'hémoglobine, qui n'a pas été fixée, et, d'autre part, elle colore les parasites et les leucocytes. Quand la coloration paraît suffisante, on lave prudemment la préparation de façon à ne pas entraîner le résidu non fixé, et on traite, pendant quelques secondes, par le bleu de méthylène. Après un nouveau lavage, on sèche et on examine directement à l'immersion. Les parasites de la fièvre tropicale se présentent sous la forme d'un anneau bleu encerclant le karyosome coloré en rouge.

Procédé de Le Dantec. — S'inspirant de ce procédé, Le Dantec a cherché un moyen permettant d'examiner une quantité de sang plus grande encore, et il l'a trouvé dans la centrifugation. Son procédé consiste à mélanger une certaine quantité de sang (1 centimètre cube, par exemple) et à centrifuger : le culot renferme les globules blancs et les parasites. Pour opérer le mélange, on recueille successivement quinze à vingt gouttes de sang au moyen d'une pipette, et on les reporte dans l'eau distillée du tube à centrifuger. Ce procédé permet d'examiner, sous un petit volume, le résidu d'une quantité de sang assez importante pour qu'on ait la chance d'y rencontrer les parasites qu'il peut contenir, et il est possible d'obtenir, par ce moyen, un véritable extrait parasitaire dont l'examen peut être fructueux.

CHAPITRE III

I. — Historique.

L'hypothèse que le paludisme pouvait être transmis par les moustiques a été maintes fois émise avant de pouvoir être vérifiée. Sans remonter aux auteurs romains, Varron, Columelle et Vitruve, qui n'ont signalé à ce propos qu'un rapport imprécis, déjà, au xviii° siècle, l'Italien Lancisi admettait que les piqûres des moustiques pouvaient être un des véhicules de l'infection palustre.

En 1883, l'Américain King (1) reprenait la même idée ; mais, comme il ignorait les travaux de Laveran sur l'Hématozoaire du paludisme, sa déclaration n'était qu'une sorte d'hypothèse sentimentale ne reposant sur aucune base scientifique.

Il en était tout autrement de l'opinion émise en 1884 par Laveran (2), qui avait cherché vainement à cultiver l'Hématozoaire dans les milieux les plus variés et n'avait jamais pu déceler la présence du parasite dans l'eau, dans l'air ou dans le sol. Connaissant, lui, mieux que personne, la nature et le rôle du parasite qu'il avait découvert en 1880, il en était naturellement conduit à supposer que l'Hématozoaire devait se rencontrer dans la nature, non pas à l'état libre, mais à l'état parasitaire, et très probablement à l'état de parasite du moustique.

(1) King, *The popular science monthly*, septembre 1883.
(2) Laveran, *Traité des fièvres palustres.*

Lorsque Manson fit connaître le résultat de ses travaux sur le rôle du mouslique dans la transmission de la filariose humaine, Laveran, s'appuyant sur cette remarquable découverte, affirma de nouveau, avec plus de force, sa conviction d'un rôle identique dans la propagation de la malaria. En 1894, au Congrès international d'hygiène de Budapest, il exprimait son opinion en ces termes : « Les insuccès des essais de culture m'ont conduit à croire que le microbe du paludisme vivait dans le milieu extérieur à l'état de parasite, et j'ai soupçonné les moustiques qui abondent dans toutes les localités palustres et qui jouent un rôle très important dans la propagation de la filariose. »

Cette opinion, reprise par Manson lui-même, devait amener Ross à entreprendre ses intéressantes recherches.

C'est aux Indes que Ross les commença. Il fit d'abord piquer des fiévreux par des moustiques qu'il sacrifiait et disséquait ensuite ; longtemps ses recherches furent négatives, car Ross se servait de « moustiques gris » (*grey mosquitos*), qui n'étaient autres que des *Culex pipiens*, et le parasite se comportait dans le corps de ce nouvel hôte exactement comme dans le sang [1].

En 1897, Ross se procura des moustiques d'une variété différente, qui avaient les ailes tachetées et qu'il désigna sous le nom de *dappled-winged mosquitos*. Huit moustiques, en tout, tel était le nombre dont il disposait. Il leur fit piquer un individu dont le sang contenait des corps en croissant. Pour étudier les flagelles, il sacrifia immédiatement quatre de ces insectes ; deux autres, disséqués respectivement après deux jours et quatre jours, donnèrent des résultats négatifs ; enfin les deux derniers, examinés le quatrième et le cinquième jour, présentaient, dans l'épaisseur de la paroi stomacale, un certain nombre de cellules pigmentées. Se basant sur la similitude de ce pigment avec

[1] Ross, *British medical Journal*, 18 décembre 1897 et 26 février 1898. — *Indian medical Gaz.*, avril-mai 1898. — *Report on the cultivation of Proteosoma*, Calcutta, 1898. — *Preliminary report on the infection of Birds with Proteosoma*, octobre 1898.

celui des Hématozoaires, Ross conclut qu'il était en présence
d'une nouvelle forme évolutive du parasite. Malheureusement, malgré les tentatives nombreuses qu'il fit, il ne
put, à ce moment, se procurer d'autres moustiques de la
même espèce.

Ross se mit alors à étudier un Hématozoaire endoglo-
bulaire des oiseaux, l'*Hæmamœba relicta*, ou *Proteosoma*, qui
accomplit une phase de son développement dans le corps
du *Culex*, moustique commun, celui-là même que Ross
appelait « grey mosquito » et qu'il pouvait se procurer en
abondance. L'*H. relicta*, qui présente une étroite analogie
avec *H. malariæ*, put être suivie par le médecin anglais dans
son cycle complet à travers ses deux hôtes. Il faisait piquer
par des « moustiques gris » un moineau parasité et sacrifiait ces moustiques progressivement. Il trouvait toujours,
dans l'estomac du *Culex*, des éléments pigmentés qui ne se
rencontraient pas chez les moustiques ayant piqué des
oiseaux sains. Jour par jour, il put suivre le développement de l'hémamibe, depuis son apparition dans l'estomac
du *Culex* sous forme de petit élément sphérique pigmenté,
jusqu'à la formation des zygotes, des ookystes et leur
rupture dans la cavité cœlomique. Il vit ces ookystes mettre
en liberté deux éléments nouveaux : 1° les *germinal threads*,
éléments filiformes ; 2° les *black-spores*, éléments incurvés,
d'un brun noir, munis d'une enveloppe résistante. Il suivit
la progression des *germinal threads* dans tout le corps du
moustique et les retrouva en abondance dans les glandes
salivaires. Ces *germinal threads*, qui ne sont autre chose que
les sporozoïtes dont nous avons déjà parlé, passent avec la
salive dans la trompe du moustique et sont inoculés à des
oiseaux sains.

Pour compléter son expérience, Ross fit piquer des moi-
neaux sains par des moustiques infectés, et, au bout de cinq
à huit jours, trouva dans le sang de ces oiseaux une grande
quantité d'Hématozoaires.

Bientôt Grassi, Bignami, Bastianelli, Marchiafava, Manson

refirent les expériences de Ross et les complétèrent. Grassi avait déjà entrepris précédemment, avec Dionisi, l'étude d'un autre Hématozoaire des oiseaux, l'*Halteridium*. Il se mit alors à rechercher l'*H. malariæ* dans le corps des moustiques et démontra bientôt que son évolution complète s'accomplissait *chez l'Anopheles et uniquement chez l'Anopheles*. En effet, après avoir recueilli toutes les espèces de moustiques existant en Italie, il chercha à les infecter avec l'*H. malariæ* et constata que, seuls, ceux du genre *Anopheles* étaient susceptibles d'être parasités, alors que ceux du genre *Culex* n'étaient jamais infectés. Grassi, Bignami et Bastianelli, Warren, Schuffner, réussirent aussi rapidement à transmettre la malaria à l'homme en le faisant piquer par des *Anopheles* infectés. Manson rendit l'expérience plus brillante encore en se faisant envoyer de Rome des moustiques infectés par lesquels il fit piquer son propre fils, Thornburn Manson, qui, indemne jusque-là de paludisme, contracta, quelques jours après, la fièvre tierce.

D'autre part, il fut démontré que les *Anopheles*, pour transmettre l'hémamibe, devaient l'avoir sucée avec le sang d'un paludique, et qu'ils ne naissaient jamais infectés. Nous avons maintes fois vérifié cette vérité en élevant dans notre laboratoire des quantités d'*Anopheles* provenant d'œufs ou de larves recueillis au dehors, ou d'adultes ayant ou n'ayant pas piqué des fiévreux, infectés ou non. Jamais nous n'avons trouvé un *Anopheles* originellement parasité. C'est ce qui explique comment, dans un pays éminemment paludéen, comme Ismaïlia, nous avons pu souvent disséquer des quantités d'*Anopheles* recueillis au hasard, avant d'en trouver un qui soit infecté. Il faut bien savoir que la présence de quelques *Anopheles* ne suffit pas pour déterminer une épidémie, mais qu'il faut beaucoup de ces moustiques pour que quelques-uns présentent du danger. Les chances d'infection paludéenne croissent à peu près proportionnellement au carré du nombre des moustiques. Si, dans un milieu donné (schématiquement, bien entendu), il faut 4 *Anopheles*

pour déterminer un cas de fièvre, il en faudra 16 pour en
déterminer 2 et 256 pour en produire 3, c'est-à-dire que,
dans un grand nombre de moustiques, on en trouve relativement peu qui soient infectés. Cela se conçoit si l'on
songe aux myriades de ces diptères qui vous dévorent dans
les pays chauds et qui, n'épargnant personne, ne conta-
minent quelquefois qu'un petit nombre d'individus.

Ces réflexions nous amènent à parler de la question,
encore parfois agitée, du rapport nécessaire entre la présence de l'*Anopheles* et l'existence du paludisme. Disons
d'abord que *tous les Anopheles ne transmettent pas le paludisme* ; mais ajoutons aussitôt que le *paludisme est toujours
transmis par des Anopheles*. Cela explique tout de suite
comment on a pu signaler des régions dans lesquelles
existent des *Anopheles* sans paludisme. Il est certain ou qu'on
avait affaire à une de ces espèces d'*Anopheles* qui ne s'infec-
tent pas, ou que, susceptibles de s'infecter, ils n'en avaient
pas trouvé le moyen, puisqu'il n'y avait pas de paludéens,
dans le pays, ou que, même infectés, ils se trouvaient placés
dans des conditions défavorables au développement complet
de l'Hématozoaire, ce qui est le cas pour certaines régions
septentrionales, où la température est insuffisante. Car il ne
faut pas oublier que deux facteurs sont indispensables pour
produire le paludisme épidémique : 1° un *Anopheles* ; 2° un
fiévreux. Si l'on supprime un des deux facteurs, il n'y a
plus de propagation possible. Il n'en est pas moins vrai que,
ainsi que Grassi l'a établi, il n'y a pas de malaria sans
Anopheles. Si, dans un pays à paludisme, on n'a pas trouvé
d'*Anopheles*, c'est qu'on les a mal cherchés ou mal déterminés. Le fait a déjà été démontré, notamment par Laveran,
en Corse, et par Ét. Sergent, en Algérie : l'un et l'autre ont
recueilli d'assez grandes quantités d'*Anopheles* dans des
régions qui avaient été signalées comme en étant indemnes.
Laveran, dans sa *Prophylaxie du paludisme*, énumère toutes
les régions paludéennes qu'il a visitées ou fait visiter, et la
liste en est longue ; dans toutes il a recueilli des *Anopheles*.

Grassi (1) s'était déjà livré à une pareille enquête en Italie et avait toujours rencontré des *Anopheles* dans les localités malariques, qui, au dire de ses informateurs, en étaient totalement dépourvues. On peut évidemment rencontrer, dans certains cas, un groupe de paludéens dans une région tout à fait dépourvue de moustiques ; mais il s'agit là de paludisme importé et contracté ailleurs, dans une localité à moustiques. Koch en a fait la constatation à Batavia (2), et nous-même avons pu voir plusieurs cas de paludisme à Port-Saïd, ville infestée de *Culex* et de *Stegomyia*, mais dépourvue d'*Anopheles*, et qui tous avaient été importés d'Ismaïlia.

La question paraît donc actuellement résolue : s'il est relativement fréquent de rencontrer des localités à *Anopheles* sans paludisme, aucune objection sérieuse n'est venue jusqu'à présent démontrer qu'il existait des régions à paludisme sans *Anopheles*. La théorie anophélienne a été vérifiée et justifiée dans tous les pays du monde, et le présent travail constitue une contribution nouvelle à sa justification.

II. — Répartition géographique des « Anopheles ».

Les recherches entreprises à ce sujet ont rapidement démontré que les moustiques du genre *Anopheles* se rencontraient, en espèces variées, dans le monde entier. Il est probable qu'on en décrira de nouvelles espèces encore, car cette recherche constitue une étude du plus haut intérêt en ce qui concerne la prophylaxie des maladies infectieuses qu'ils transmettent, et dont la liste n'est pas close. Ce que nous savons de leur rôle dans la propagation de la filariose, du paludisme et de la fièvre jaune, donne à penser que d'autres méfaits peuvent leur être imputés, tels, peut-être,

(1) Grassi, *Studi di uno Zoologo sulla malaria*, Rome, 1901.
(2) Koch, *Deutsche med. Wochenschr.*, 1900.

que la transmission de la dysenterie, de la dengue, de la lèpre, du bouton d'Orient et différentes autres dermatoses des pays chauds.

En *Europe*, les espèces actuellement bien déterminées qu'on rencontre le plus fréquemment sont : *A. maculipennis* Meigen, *A. bifurcatus* Linné, *A. superpictus* Grassi, *A. pseudopictus* Grassi. Bien que ces deux derniers soient classés par Theobald dans les genres *Pyretophorus* et *Myzorhynchus*, nous leur conservons l'étiquette *Anopheles*, sous laquelle ils sont particulièrement connus en Europe, où ils sont extrêmement répandus. On les trouve en abondance en Italie, et on rencontre couramment *A. maculipennis* en France, en Corse, en Espagne, en Grèce, en Hollande et dans les états de centre.

En *Asie*, le nombre des variétés d'*Anopheles* est considérable. James en décrit, pour les Indes seules, 17 espèces, parmi lesquelles les plus communes sont : *A. Jamesi* Theobald, *A. Theobaldi* Giles, *A. culicifacies* Giles, *A. indicus* Theobald, *A. Rossi* Giles, *A. pulcherrimus* Theobald, *A. nigerrimus* Giles, *A. Lindsayi* Giles, *A. gigas* Giles. En Indo-Chine, on rencontre surtout : *A. pseudopictus* Grassi, *A. Rossi* Giles et *A. sinensis* Wiedemann. Mais on y trouve également d'autres variétés, en particulier les trois espèces décrites par Laveran : *A. Vincenti*, *A. Martini* et *A. pursati* Laveran.

En *Afrique*, il est évident que les *Anopheles* trouvent des conditions de climat particulièrement favorables à leur développement, et certaines régions du continent noir ont une température toujours suffisante pour que les générations de moustiques se succèdent pendant toute l'année sans que les femelles ou les larves aient besoin d'hiverner. Aussi peut-on y rencontrer une grande quantité d'espèces, dont quelques-unes ne sont pas encore déterminées. En Algérie, trois espèces principales sont communément observées : *A. maculipennis*, *A. algeriensis* Theobald et *A. Chaudoyei* Theobald. On retrouve les mêmes en Tunisie. En

Égypte, c'est *A. pharoensis* Theobald qui domine ; c'est celui que nous avons toujours trouvé en abondance à Ismaïla et dans les environs ; nous y avons également recueilli *A. Chaudoyei* et une autre espèce, nouvelle, à laquelle nous avons donné le nom de *A. subtilis*.

- Dans le reste de l'Afrique, le plus répandu est *A. funestus* Giles. Il s'y rencontre avec *A. costalis* Lœw et *A. superpictus*. Laveran a décrit pour Madagascar *A. Coustani*.

En *Amérique*, on retrouve *A. maculipennis* et on rencontre de plus *A. punctipennis* Say et *A. Crucians* Wiedemann. Au Brésil, à la Guyane, aux Antilles, c'est *A. argyrotarsis* Robineau-Desvoidy qui se rencontre le plus communément.

En *Océanie*, Theobald énumère pour l'Australie quatre espèces : *A. annulipes* Walker, *A. Masteri* Skuse, *A. atripes* Skuse et *A. Stigmaticus* Skuse. Dönitz a rencontré aux Indes néerlandaises *A. Kochi* Dönitz, *A. plumiger* Dönitz et *A. leucopus* Dönitz. Laveran a décrit sous le nom de *A. Farauti* un *Anopheles* qui est commun aux nouvelles Hébrides.

Il ressort de cet exposé rapide et succinct que les *Anopheles* sont répandus dans un grand nombre de pays, et nous pensons, comme nous l'avons déjà dit, que, si on les cherche avec attention, on doit les rencontrer dans tous les foyers palustres. Cette recherche est nécessaire et doit constituer une règle absolue chaque fois qu'on voudra faire une tentative de prophylaxie dans une région paludéenne. Nous verrons, dans un prochain chapitre, comment il est souvent possible d'obtenir à ce sujet des résultats encourageants.

CHAPITRE IV

LES MOUSTIQUES. — MORPHOLOGIE, ANATOMIE ET BIOLOGIE. — CLASSIFICATION.

I. — Morphologie des Culicides.

On ne saurait entreprendre une campagne prophylactique du paludisme sans avoir une connaissance suffisante de la morphologie et de la biologie des Culicides. Il faut, en effet, pouvoir, par un examen rapide, déterminer tout au moins la famille à laquelle appartient l'échantillon qu'on a capturé. Nous allons résumer ici les caractères généraux de ces insectes et les principes de détermination.

Le moustique est un diptère caractérisé surtout par la disposition de sa trompe, fort longue par rapport au volume de sa tête. Le mâle est plus petit que la femelle. Son corps offre à l'examen trois parties : la tête, le thorax et l'abdomen.

Tête. — La tête, arrondie, apparaît composée de deux parties d'aspect très différent. La première est formée par les yeux (Pl. IV), comprenant deux masses latérales d'aspect réniforme, constituées par la réunion d'une grande quantité de petits yeux à facettes. Entre les deux masses oculaires et en avant, se trouve le front, prolongé par le *clypeus*. La deuxième partie, en arrière des yeux, comprend l'occiput et la nuque.

En avant de la partie médiane de la tête sont insérés des appendices qui sont : la trompe, les palpes maxillaires et les antennes. La trompe est constituée par la réunion de sept éléments : la gaine de la trompe (labium : ou lèvre inférieure), qui contient six stylets cornés : le labrum (ou lèvre supérieure), l'épipharynx, les deux maxilles, les deux mandibules et l'hypopharynx. La gaine, qui se termine par une partie en cône arrondi, l'*olive*, est creusée d'une gouttière dans laquelle sont contenus tous les stylets. Elle est flexible, et, quand le moustique pique, elle s'appuie sur la peau et se fléchit pour maintenir et diriger les stylets. La véritable bouche de l'insecte est en somme formée par l'accolement du labrum et de l'hypopharynx, constituant un tube par lequel le sang est absorbé. Seule la femelle pique l'homme et les animaux ; aussi possède-t-elle ces pièces perforantes et ces véritables scies très ténues qui terminent ses maxilles et ses mandibules (Pl. IV, fig. 1 et 2). Le mâle, qui se nourrit du suc des fleurs et des fruits, ne les a pas aussi développées.

Aux côtés de la trompe se trouvent les deux palpes maxillaires composés d'un nombre d'articles variables. Ce nombre varie avec les sexes et avec les espèces et est un élément de détermination. La classification de Meigen repose sur la longueur des palpes. Il a divisé les Culicides en trois genres : *Anopheles*, *Culex* et *Aëdes*, caractérisés de la façon suivante :

1° *Anopheles* : Palpes dans les deux sexes aussi longs à peu près que la trompe ;

2° *Culex* : Palpes aussi longs que la trompe chez le mâle, beaucoup plus courts chez la femelle ;

3° *Aëdes* : Palpes beaucoup plus courts que la trompe dans les deux sexes.

Les antennes s'insèrent sur le front, au fond de deux cupules situées de chaque côté des palpes. Elles sont formées de quatorze articles plus ou moins longs, plus ou moins minces, suivant le sexe et l'espèce. Les femelles ont des antennes fines, garnies de poils très fins et rares; les mâles, au contraire, ont leurs antennes formées d'articles beaucoup plus gros, ornés de poils touffus et longs, qui leur donnent un aspect plumeux particulier, auquel on reconnaît les mâles à première vue.

THORAX. — Trois parties d'inégales dimensions peuvent être observées dans le thorax : le prothorax, le mésothorax, le métathorax. Le mésothorax constitue en somme le thorax presque en entier ; les deux autres parties sont très petites et n'en occupent qu'une très faible part. Le métathorax, partie postérieure du thorax, constitue le métanotum. Entre le mésothorax et le métanotum se trouve le scutellum.

Les pattes s'insèrent sur le thorax, au nombre de trois paires. La première paire est la plus courte et la troisième paire la plus longue. Chaque patte comprend : la hanche, le fémur, le tibia, la métatarse et le tarse, composé de quatre articles, dont le dernier porte une paire d'ongles (Pl. VI, fig. 4), de forme variable, qui peuvent être simples ou dentés, à 1, 2 ou 3 dents. Ce caractère des ongles, sur lequel on a établi une formule de notation, présente un grand intérêt pour la détermination de certaines espèces de moustiques. Cette formule est la suivante : on représente l'ongle simple par 0 et l'ongle denté par 1, 2, 3, suivant qu'il présente 1, 2 ou 3 dents. De sorte que, pour représenter, par exemple, le caractère d'un moustique ayant les ongles de la première paire de pattes sans dents ; ceux de la seconde, l'un unidenté, l'autre bidenté ; ceux de la troisième munis de trois dents chacun, on écrira : 0-0, 1-2, 3-3.

Les ailes s'insèrent aussi sur le thorax. Elles sont tramées de nervures, disposées de façons différentes, qui constituent un des principaux éléments de différenciation des espèces ; les unes sont longitudinales, les autres transversales. On compte six nervures longitudinales : la deuxième, la quatrième et la cinquième sont bifurquées, et leur fourche circonscrit un espace nommé cellule ; celle comprise dans la bifurcation de la deuxième nervure longitudinale est la première cellule sous-marginale, ou cellule supérieure ; celle qui est formée par la fourche de la quatrième longitudinale est la deuxième cellule postérieure,

et, enfin, la cinquième longitudinale forme, en se bifur-
quant, la cellule ovale, ou grande cellule. Les nervures
transversales, très courtes et peu colorées, sont quelquefois
difficiles à bien préciser. La première, ou transversale mar-
ginale, est située entre la première et la deuxième longitudinales ; la deuxième, ou transversale surnuméraire, entre
la deuxième et la troisième longitudinales ; la troisième,
ou tranversale moyenne, entre la troisième et la quatrième
longitudinales ; la quatrième, ou transversale postérieure,
entre la quatrième et la cinquième longitudinale. La nervure qui entoure l'aile est la *costa*, ou nervure costale.
Toutes ces nervures sont plus ou moins recouvertes
d'écailles, de forme et de couleur différentes, selon les
genres et les espèces (Pl. V), qui constituent des caractères
spécifiques.

En arrière des ailes s'insèrent les haltères, ou balanciers,
qui sont des rudiments d'ailes postérieures et servent au
moustique à équilibrer son vol.

ABDOMEN. — L'abdomen est composé de huit anneaux,
dont le dernier donne insertion aux organes génitaux
externes, ornés, chez le mâle, de deux grands crochets
recourbés et articulés, ordinairement repliés sous l'armature génitale comme une griffe de chat au repos (Pl. VI,
fig. 8 et 9). Les segments de l'abdomen sont recouverts de
poils fins (Pl. III, fig. 1).

II. — Anatomie des Culicides.

L'appareil circulatoire est constitué par un vaisseau
médian et dorsal (Pl. IX, fig. 1), fixé au squelette tégumen-
taire par des fibres conjonctives et musculaires. Ce vaisseau
présente, dans sa partie abdominale, des ventricules contractiles qui constituent le cœur.

Dans sa portion thoracique, ce vaisseau se rétrécit et se
courbe, dans un plan dorso-ventral, pour former l'aorte, qui

s'ouvre dans la cavité générale et y déverse le liquide sanguin. Ce liquide est une hémo-lymphe incolore qui contient des éléments figurés. On peut facilement observer les contractions cardiaques chez un moustique après l'avoir dépouillé de ses écailles et lui avoir enlevé son tube digestif.

L'appareil respiratoire est composé de trachées comprenant deux troncs principaux situés latéralement de chaque côté du corps du moustique. Chaque tronc donne naissance à deux catégories de réseaux respiratoires en émettant : 1° des branches viscérales qui vont se ramifier dans les organes abdominaux, thoraciques et céphaliques; 2° des branches respiratoires proprement dites, qui s'ouvrent à l'extérieur par des stigmates situés sur les membranes qui réunissent les parties dorsales et ventrales des anneaux abdominaux.

Le système nerveux comprend onze ganglions : deux céphaliques, trois thoraciques et six abdominaux. Ces ganglions, disposés en chapelet sur un filet nerveux unique, qui s'étend de la tête jusqu'à l'extrémité de l'abdomen, occupent la région ventrale, à l'exception du ganglion sus-œsophagien.

L'appareil musculaire comprend des muscles splanchniques, destinés au jeu des organes internes, et des muscles très puissants, qui ont pour fonction de mouvoir les ailes, les pattes et la trompe, et qui sont situés dans le thorax.

Les organes des sens sont représentés par les yeux, grosses masses latérales composées de petits yeux à facettes hexagonales, et par les antennes, auxquelles on attribue les fonctions olfactives et tactiles.

L'appareil génital est constitué (Pl. X, fig. 2), chez le mâle, par deux testicules allongés en forme de glande tubulaire, deux vésicules séminales terminées par des extrémités olivaires. Le pénis comprend, chez le *Culex*, deux corps caverneux, de teinte rougeâtre, accolés en x; chez l'*Anopheles*, il est conique et d'un blanc transparent. Deux palpes génitaux mobiles portent les crochets fixateurs qui servent à maintenir la femelle au moment de l'accouplement. Ces crochets sont particulièrement puissants chez l'*Anopheles*. Chez la femelle, les organes génitaux internes sont représentés par deux ovisacs constitués par une membrane très contractile, contenant les vésicules ovulaires. Un oviducte, doué de mouvements de péristaltisme, part de chaque ovisac. Ces oviductes se réunissent bientôt pour former un oviducte commun, dans lequel se fait probablement la fécondation. Dans une de nos dissections, nous avons observé l'ovisac, plein de vésicules ovulaires, animé de contractions énergiques, et, en même temps, dans l'oviducte commun, un groupe d'œufs avec une coque transparente, présentant encore la forme sphérique. Ces œufs fécondés semblaient vouloir regagner l'ovisac. A l'extrémité de l'oviducte commun, on rencontre les réceptacles séminaux, en nombre variable, suivant les différentes espèces. Chez les *Anopheles*, il n'existe qu'un réceptacle séminal, deux chez les *Mansonia* et trois chez les *Culex*. Neveu-Lemaire (1) en a fait une étude spéciale au point de vue des caractères spécifiques qu'ils présentent dans la détermination de certaines espèces. Dans ces réceptacles, le liquide spermatique s'accumule au moment de l'accouplement et s'en écoule ensuite, au fur et à mesure des besoins de la fécondation. Les moustiques mâles meurent après la fécondation, et, si elle se produit à l'approche de l'hiver, les femelles hivernent avec leur réserve de liquide spermatique (Pl. IX, fig. 6 et Pl. X, fig. 3). Au printemps, les spermatozoïdes qui ont conservé toute leur vitalité vont féconder les ovules. Enfin l'appareil génital femelle se termine par deux palpes génitaux mobiles et engainés dans le dernier anneau abdominal.

TUBE DIGESTIF. — Pour l'étude du tube digestif, on a coutume de le diviser en trois parties : l'intestin antérieur, l'intestin moyen, l'intestin postérieur. L'intestin antérieur est représenté par le faisceau des stylets qui pénètrent dans

(1) Neveu-Lemaire, *Bull. Soc. zool. de France*, 10 juin 1902.

la peau et constituent le tuyau de la pompe aspiratrice, aboutissant au bulbe pharyngien et au pharynx, qui en est le corps de pompe, et à l'œsophage. Nous avons vu que le labium joue, dans la piqûre, le rôle de tuteur, en soutenant et dirigeant l'appareil perforateur composé des maxilles, des mandibules et du labrum. Le tube d'aspiration est donc, en somme, constitué par la gouttière de l'hypopharynx accolé au labrum. L'hypopharynx est continué par le bulbe pharyngien, sorte d'ampoule qui communique avec le pharynx. Celui-ci, commandé par des muscles puissants, est l'organe essentiel de l'aspiration. En se dilatant, il fait le vide, et le sang est attiré dans sa cavité ; en se contractant, il clôt le tube de communication qui le relie au bulbe pharyngien, et le liquide aspiré est chassé dans l'œsophage (Pl. IX, fig. 1). D'autre part, l'œsophage, qui forme la partie terminale de l'intestin antérieur et n'est qu'un long tube, est muni, à sa partie antérieure, d'un jabot, poche musculo-membraneuse où s'accumulent les aliments après la déglutition, et de diverticules sacciformes, au nombre de deux ou trois, qui sont ou des jabots accessoires destinés à contenir une réserve de nourriture, ou peut-être des organes compensateurs du reflux de sang vers le pharynx. Les moustiques sont en effet d'une gloutonnerie remarquable, et il nous est arrivé d'en voir qui se gorgeaient à tel point que le sang dégluti ressortait au fur et à mesure du rectum, sous forme de gouttes, sans qu'ils arrêtassent de sucer.

Au-dessous de l'œsophage se trouvent les glandes salivaires, dont le canal excréteur débouche dans un réceptacle salivaire, sorte d'ampoule située sous le bulbe pharyngien, d'où la salive est répandue dans la trompe (Pl. X, fig. 1). Ces glandes sont paires et composées chacune de trois lobes de dimensions inégales : un lobe central court et renflé et deux lobes latéraux longs, minces et sinueux. Chacun de ces lobes est parcouru d'un bout à l'autre par un canal qui, vers les extrémités, prend quelquefois une forme ampullaire. Ces trois canaux se réunissent en un conduit commun, qui va déboucher, comme nous l'avons vu, dans le réceptacle salivaire. Ce réceptacle, dilatable sous l'action de ses muscles propres, joue pour la salive le rôle que joue le pharynx pour le sang, mais en sens inverse.

L'intestin moyen n'est autre chose que l'estomac du moustique. Il fait suite à l'œsophage et se présente sous la forme d'une ampoule élargie à sa partie postérieure. Il est constitué par une couche épithéliale, dans laquelle, nous l'avons vu, se fait le développement des Hématozoaires, et par une tunique de revêtement musculo-élastique. L'épithélium est très friable (Pl. X, fig. 3 et 5), et l'on comprend que les ookinètes puissent le perforer avec la plus grande facilité. La partie postérieure de l'estomac se termine par un ventricule chylifique.

Au niveau de ce ventricule s'insèrent les tubes de Malpighi, glandes en tubes, au nombre de cinq, longues et minces, auxquelles on attribue le rôle d'appareil urinaire. Ces tubes de Malpighi sont formés d'une seule couche de cellules pigmentées, à noyau unique, circonscrivant un canal central (Pl. XI, fig. 4).

L'intestin postérieur, plus étroit que l'estomac, présente une partie renflée, l'ampoule rectacle, dans laquelle on remarque les glandes rectacles, sur le rôle desquelles on n'a pas fait la lumière complète (Pl. X, fig. 3). Elles sont recouvertes d'un épithélium et sillonnées par des trachées. L'anus termine le tube digestif.

III. — Œufs, Larves et Nymphes.

A. *Œufs*. — Les œufs de moustiques présentent des formes si variées et si différentes qu'on pourrait faire de cette variété un excellent caractère spécifique. L'étude en est particulièrement intéressante, et on peut en juger par les quelques spécimens que nous reproduisons ici (Pl. VII) et dont la différence est si frappante.

Les *œufs du Culex* se présentent sous la forme d'un cône allongé, arrondi aux deux extrémités, dont l'une est plus grosse et légèrement aplatie. Ils ont l'apparence d'un cigare. La grosse extrémité, ou extrémité céphalique, répond à la tête de l'embryon. L'œuf est, dans son ensemble, de couleur jaunâtre et finement granuleux à sa surface; des stries anastomotiques, qui sont des canalicules aériens, le parcourent longitudinalement. Le pôle céphalique porte une petite pointe conique perforée sur laquelle vient s'adapter une coiffe en astérie (Pl. III, fig. 3 et 4), qui fait office de flotteur, car l'œuf repose sur l'eau par cette extrémité. Lorsque la femelle pond, elle croise ses pattes postérieures et détermine ainsi un espace triangulaire dont la base est représentée par les palpes génitaux et le sommet par le point de croisement des pattes. A mesure que le nombre des œufs s'accroît, elle augmente la surface de ce triangle en éloignant le point de croisement des pattes qui, au début, avaient pris la forme d'un X, et se rapprochent maintenant de celle d'un V. Bientôt la pointe du V s'ouvre, et les pattes deviennent parallèles, emprisonnant toujours la masse des œufs, agglutinés les uns aux autres en forme de radeau (Pl. III, fig. 5). Ce radeau repose sur l'eau par l'extrémité céphalique des œufs. Ceux-ci sont réunis et accolés au moyen d'une substance gélatineuse. Quand on examine un œuf sous le microscope, on distingue aisément, par transparence à travers la cuticule d'enveloppe, les yeux, les palpes maxillaires et les soies de la larve. Quand l'œuf est près d'éclore, on voit la larve bouger dans la coque, et on suit facilement les mouvements de ses palpes maxillaires. Dans un œuf extrait de l'ovisac avant la ponte, on voit, par transparence, l'embryon non organisé, et on remarque, au pôle céphalique, des filaments qui représentent le hile d'insertion.

Lorsque l'œuf est arrivé à maturité, l'éclosion se fait avec une grande rapidité. Rien n'est plus curieux que l'observation de cette éclosion, qu'on peut très facilement voir sous le microscope. Toute la calotte du pôle céphalique constitue un opercule qui s'ouvre tout à coup brusquement, qui éclate, pour ainsi dire, rappelant très exactement la déhiscence d'un certain fruit, l'*ecballium*, qui, arrivé à maturité, rejette avec force ses graines au dehors. Mais l'opercule ne se détache pas complètement ; il se soulève seulement et reste adhérent par un de ses bords à la coque vide (Pl. VII, fig. 5). Il est facile de prévoir le moment où l'opercule va s'ouvrir, si on examine plusieurs œufs à la fois ; il suffit de concentrer son attention sur celui qui présente les mouvements larvaires les plus vifs. Dès que la déhiscence s'opère, la larve sort en serpentant avec une grande rapidité et se met à nager avec activité dans le liquide, où elle cherche immédiatement sa nourriture. Si on veut obtenir une préparation où la larve sera fixée au moment de sa sortie de l'œuf, et quand elle est encore en partie dans l'œuf, il sera bon de ne pas perdre de temps et d'être prêt à la tuer dès que l'opercule s'ouvre au moyen d'une substance toxique quelconque. Pour cela il est bon d'opérer dans une très petite goutte d'eau, sur une lame et non dans un verre de montre ; on renouvelle l'eau au fur et à mesure de l'évaporation, en évitant avec soin la dessiccation, même partielle. Les œufs peuvent être conservés à sec pendant plusieurs mois et éclore dès qu'on les met dans l'eau.

Les *œufs de Stegomyia* marquent, par leur forme spéciale, une transition entre les œufs de *Culex* et les œufs d'*Anopheles*. Ils sont allongés, ovoïdes ; la différence de dimensions est moins marquée que pour les œufs de *Culex*. Ils sont uniformément granuleux (Pl. VII, fig. 3) et rappellent la forme et l'aspect d'un épi de maïs. Leur cuticule granuleuse est formée par la réunion de gros grains polyédriques. Ils sont munis d'une membrane gélatineuse jaunâtre, sans nervures ni striations, qui constitue le flotteur et leur sert de moyen de cohésion entre eux. La déhiscence se fait comme pour les œufs de *Culex*. Ils sont disposés horizontalement sur l'eau.

Les *œufs d'Anopheles* sont, de tous, les plus intéressants.

Déposés à la surface de l'eau, leur assemblage affecte des dispositions géométriques extrêmement variées : ils sont disposés en chaînettes, en étoiles, en rosaces, en X, en Y, etc. (Pl. VII, fig. 2). Quelques-uns flottent isolément ; mais ils sont en général accolés par leurs bords ou par leurs extrémités. Si nous examinons un œuf séparément, nous constatons qu'il présente la conformation suivante : vu de profil (Pl. VII, fig. 1), il a l'aspect d'un fuseau orné de zébrures dans la partie centrale. De face, l'œuf apparaît constitué par un tube cylindrique, noirâtre, dont le calibre est rétréci vers le centre (Pl. VII, fig. 1). Les deux extrémités du cylindre se terminent par un cône, le plus large correspond au pôle céphalique. Les parties latérales de ces cônes sont munies d'une très fine lame transparente de matière gélatineuse parcourue de stries transversales ; les sommets sont ornés d'un bouquet de filaments gélatineux. La partie du tube comprise entre les deux cônes terminaux donne insertion sur ses bords à une large membrane transparente, cerclée de grosses trachées lui donnant l'aspect d'une cage thoracique. Cet appareil constitue un flotteur remarquablement établi.

C'est par les bouquets de filaments gélatineux des cônes terminaux et par les bords des flotteurs latéraux que les œufs s'agglutinent pour former ces diverses formes géométriques mentionnées plus haut. La cuticule du tube et des cônes est finement granuleuse, plus foncée et moins transparente que celle de l'œuf de *Culex*.

Quand l'œuf est arrivé à maturité, l'opercule formé par le cône du pôle céphalique s'ouvre brusquement, et la larve sort très rapidement. Cet opercule ne se détache pas complètement de l'œuf et s'entre-bâille seulement à la façon d'une valve, donnant à la coque de l'œuf vide l'aspect représenté par notre figure (Pl. VII, fig. 1).

Comme on en peut juger d'après ces quelques exemples, l'étude des œufs de Culicides offre un très grand intérêt, et nous pensons qu'on peut établir sur leurs différences morphologiques un bon caractère spécifique.

B. *Larves*. — Le corps de la larve, comme celui du moustique adulte, peut être divisé en trois parties : la tête, le thorax et l'abdomen. Chez une larve jeune, observée peu de temps après l'éclosion, la tête est plus volumineuse que le thorax, et le reste du corps va en s'effilant ; cette disposition donne à la larve l'aspect d'un clou ou d'une petite épingle. Nous décrirons une larve adulte.

La *tête* a une forme polygonale, vue de face, et conique quand on la regarde de profil (Pl. VII et VIII). Deux gros yeux occupent les parties latérales. La larve d'*Anopheles* présente à la partie dorsale six petits bouquets de poils disposés sur une ligne courbe. La face antérieure, ou ventrale, porte un certain nombre d'appendices : deux antennes courtes, cylindro-coniques, munies de deux touffes de poils, l'une latérale, l'autre terminale. Les pièces buccales sont au nombre de trois paires. Chaque pièce est munie de puissants muscles, qui sont visibles chez certaines larves. Les maxilles sont deux pièces barbelées, aux poils extrêmement fins et touffus, animées de mouvements d'une rapidité extraordinaire qui déterminent dans l'eau un tourbillon grâce auquel les particules solides en suspension dans le liquide sont tour à tour entraînées vers l'orifice buccal de la larve. Celle-ci, d'ailleurs, fait un choix dans ces particules, retient celles qui lui paraissent propres à son alimentation et rejette vivement les autres au moyen de ses pièces buccales. Les labres sont des pièces superficielles prismatiques à trois faces, et dont le bord interne est cilié, comprenant une partie médiane, ou palatum, et deux parties latérales symétriques (Pl. XI, fig. 2).

Les mandibules sont situées au-dessous des labres ; le bord antéro-interne en est également cilié. Le labium, placé à la partie inférieure, ne semble pas posséder de mouvement propre et se compose d'une pièce médiane triangulaire (Pl. XI).

' Le *thorax* polygonal est composé de trois segments réunis, munis chacun de deux bouquets latéraux de longues

soies. Par transparence, on voit souvent les disques ima-
ginaux.

L'*abdomen* est formé par la réunion de neuf segments,
très mobiles les uns sur les autres, ayant chacun la forme
de deux troncs de cône accolés par leur base, et dont le diamètre va en diminuant d'avant en arrière. Les trois premiers
sont munis de deux touffes latérales de longues soies, qui
sont plus courtes et plus minces sur les segments suivants.
Le huitième segment porte, chez l'*Anopheles*, un très court
appendice, où viennent s'ouvrir les stigmates respiratoires (Pl. VIII, fig. 1); chez le *Culex*, il est très long et
constitue un véritable siphon (Pl. VII, fig. 3); chez le
Stegomyia, il est court et trapu (Pl. VIII, fig. 6). Le dernier
segment, renflé à sa partie terminale, présente deux grosses
touffes de soies, l'une anale, l'autre caudale, servant à la
natation, et disposées dans des directions perpendiculaires
chez l'*Anopheles* (Pl. VIII, fig. 1) et obliques chez le *Culex*
(Pl. VIII, fig. 3). Enfin, entre les bouquets de soies sont
placées les papilles anales, au nombre de quatre, en forme
de palettes (Pl. VIII) entourant l'anus.

Structure interne de la larve. — Quand on examine une
larve à un faible grossissement, en faisant varier l'éclairage
de façon à mettre en valeur les divers éléments organiques,
on constate que son corps est constitué d'abord par une
cavité générale. Dans cette cavité sont logés tous les autres
organes et débouchent les vaisseaux sanguins. Des muscles
vont parallèlement d'un anneau abdominal à l'autre; ce sont
ces muscles qui permettent à la larve d'exécuter des contorsions très étendues, analogues au mouvement des anguilles. Les appareils digestif, respiratoire et circulatoire
sont engainés dans cette cavité générale.

L'*appareil respiratoire* est constitué par deux trachées principales, qui prennent naissance à l'orifice des stigmates, à
l'extrémité du siphon respiratoire, chez le *Culex*, et se
rendent, en décrivant des sinuosités, jusque dans la tête.
Elles sont situées dans la région dorsale. Des branches tra-

chéales anastomotiques se détachent des troncs principaux et se ramifient dans la cavité générale et au sein des divers organes. Les deux trachées principales ne représentent pas des tubes continus, mais sont constituées par des segments de tube engainés les uns dans les autres. Ces sutures sont même apparentes à travers les téguments de la larve (Pl. VIII. fig. 6). Les tubes trachéaux sont rigides et non contractiles; ils présentent au microscope un aspect satiné à striations transversales et circulaires.

L'*appareil circulatoire* est représenté par un vaisseau cardiaque contractile, situé à la région dorsale, entre les trachées principales. Il est doué de contractions rythmiques. Il existe deux principaux sièges de contractions, l'un thoracique, à la naissance du thorax, l'autre abdominal, dans l'avant-dernier segment. Les contractions thoraciques sont moins énergiques et le rythme moins apparent. Ces deux centres contractiles sont reliés par une série de ventricules qui émettent latéralement des vaisseaux débouchant dans la cavité générale. Ces ventricules ont des contractions ondulatoires et non saccadées comme les deux sièges indiqués. En examinant une larve vivante, on remarque que les deux tubes trachéaux sont animés de battements; ces battements sont dus précisément aux contractions de l'appareil circulatoire, qui est fixé sur les deux branches parallèles des trachées respiratoires. Ils ont pour but de rétablir le courant aérien dans les trachées. Les stigmates respiratoires se plissent et se déplissent, suivant que la larve veut respirer ou descendre au fond de l'eau.

L'appareil circulatoire est assez difficile à observer; il faut, pour le bien voir, examiner la larve par réfringence, et il n'est apparent que chez certaines espèces de larves. Son rôle est moins vasculaire que respiratoire, car la circulation de l'hémo-lymphe larvaire est presque insignifiante.

L'*appareil digestif* comprend trois parties : l'œsophage, le tube digestif larvaire, le tube digestif définitif. L'œsophage est un simple canal étroit terminé par un sphincter.

Le tube digestif larvaire, dont la structure paraît anhiste, est dépourvu de toute contractilité. La progression des matières alimentaires se fait, d'une part, par le concours des contractions de l'œsophage ; d'autre part, par une sorte de *vis a tergo* et par les contractions du tube digestif futur qui l'engaine. Sous le microscope, on voit très nettement les aliments cheminer de cette façon, par bols successifs, jusqu'à l'extrémité anale. Ce tube larvaire disparaît chez la nymphe, qui n'en contient plus que les débris.

Le tube digestif futur ou définitif, qui sera celui de l'*imago*, est constitué par une membrane contractile fibrillaire tapissée d'un épithélium polyédrique. Il représente l'intestin moyen et postérieur du moustique. Il engaine complètement le tube digestif larvaire (Pl. XI, fig. 1). A sa partie supérieure sont fixés huit lobules tapissés d'un épithélium polyédrique, contenant un liquide jaunâtre qui renferme des éléments globulaires. Ces lobules sont des diverticules en forme de panse de cornue qui ourlent la portion thoracique du tube digestif. Ils constituent des sortes de jabots ; la structure de leurs parois et la nature de leur contenu permettent de les considérer comme des dépendances directes de l'estomac, bien qu'il soit difficile, sur des préparations humides, de découvrir leur bouche anastomotique. Ils sont doués, comme le tube digestif définitif, de contractions ondulatoires irrégulières qu'il est facile d'observer sur une larve adulte vivante. Nous pensons que ces diverticules jouent un rôle dans l'assimilation des aliments en élaborant les principes absorbés ensuite par l'épithélium stomacal.

La partie postérieure du tube digestif définitif s'élargit pour former l'estomac et prend tout à fait l'aspect de l'intestin postérieur du moustique. Les tubes de Malpighi sont déjà formés (Pl. XI, fig. 4).

Entre le tube digestif larvaire et la paroi interne de l'intestin définitif se trouve un liquide transparent qui renferme des éléments globulaires. Chez les larves de

Stegomyia, nous avons constamment rencontré des éléments figurés, piriformes, doués de mouvements amiboïdes très lents. Ces éléments sont en assez petit nombre, dix à quinze pour chaque individu (Pl. XI, fig. 2 et 4). Nous n'avons rencontré ces éléments figurés ni chez les larves, ni chez les nymphes des autres espèces de moustiques que nous avons examinés. Peut-être s'agit-il de grégarines ou de quelque autre protozoaire.

Le *système nerveux* de la larve est difficile à déceler. La partie la plus nette est représentée par deux ganglions œsophagiens (Pl. IX, fig. 1), qui envoient deux filets nerveux aux deux noyaux oculaires.

C. *Nymphes*. — On distingue deux parties chez la nymphe : la partie céphalo-thoracique et la partie abdominale ; la première est recourbée sur la seconde. Sur le sommet de la portion céphalique sont situés deux tubes respiratoires affectant la forme de longues oreilles (Pl. VIII, fig. 4). On voit, par transparence, la disposition de la tête, de la trompe et des pattes du moustique à l'intérieur de cette enveloppe céphalo-thoracique.

Sur la région dorsale de l'abdomen, on remarque des bouquets de soies fines sur chaque anneau ; le premier porte, en outre, deux gros faisceaux de ces soies qui, vus de profil (Pl. VIII. fig. 2), rappellent la forme d'un éventail ou des nageoires dorsales de l'hippocampe, dont la larve a, d'ailleurs, un peu l'attitude. Le dernier anneau se termine par deux larges palettes natatoires.

Le tube digestif de la nymphe est celui de l'*imago* à peu près complètement développé ; le tube digestif larvaire a disparu. Dans l'estomac de la nymphe de *Stegomyia*, nous avons rencontré les éléments figurés de la larve, qui, de piriformes qu'ils étaient, sont devenus oblongs, rappelant la forme des ookinètes (Pl. XI, fig. 5).

IV. — Biologie des Culicides.

Les œufs, les larves et les nymphes ont besoin d'eau pour se développer : les œufs pour y arriver à maturité, les larves et les nymphes pour s'y nourrir et s'y transformer.

Ponte. — La femelle pond la nuit ou vers le matin. Elle se pose sur un corps flottant quelconque, feuille, débris de bois, et dispose ses œufs entre ses deux dernières pattes croisées, comme nous l'avons dit en étudiant l'œuf. Ainsi agit la femelle du *Culex* ; celle de l'*Anopheles* les dispose en chaînettes qui se rompent et qui affectent des formes géométriques variées (Pl. VIII, fig. 2). Chaque œuf repose horizontalement sur l'eau, alors que ceux du *Culex*, agminés en radeau, y reposent verticalement par leur extrémité céphalique. L'*Anopheles* pond de cent à cent cinquante œufs ; le *Culex*, de deux cent cinquante à quatre cents. Nous avons vu que ces œufs peuvent être conservés plusieurs mois à sec ; ils résistent au froid et à la chaleur ; nous en avons ainsi gardé pendant plusieurs mois. Il est très facile de faire pondre une femelle dans un tube à essai contenant un peu d'eau sur laquelle on fait flotter un petit morceau de liège taillé dans un bouchon, qui permet au moustique de se poser pour la ponte. Les *Anopheles* pondent très bien de cette façon. Les *Culex* et les *Stegomyia* pondent plus facilement dans un cristallisoir enfermé dans une cage.

Éclosion. — L'éclosion des larves se fait en général deux jours après la ponte. Les larves sont à ce moment si fines, surtout celles d'*Anopheles*, qui se tiennent volontiers immobiles à la surface de l'eau, qu'il faut y regarder de bien près pour les différencier des œufs ; mais le moindre mouvement imprimé au tube ou au cristallisoir, l'approche même de l'observateur, suffisent pour les mettre en mouvement. L'éclosion peut être retardée par le froid et ne se fait pas en même temps pour tous les œufs d'une même ponte : les uns éclosent au bout de deux jours, c'est le plus grand nombre, les autres au bout de trois et de quatre jours. Quelques-uns n'éclosent pas.

Évolution des larves. — La larve naissante a environ 1 millimètre de longueur ; la larve adulte de 8 à 10, suivant l'espèce à laquelle elle appartient. Elle subit de trois à quatre mues pendant lesquelles son enveloppe cutanée se renouvelle et sa forme se modifie ; la tête, qui est au début plus grosse que le thorax, n'augmente pas dans les mêmes proportions que celui-ci, dont le volume finit par devenir beaucoup plus considérable.

La durée de l'existence de la larve, qui est, en moyenne, d'une semaine à une semaine et demie dans les pays chauds, dépend de plusieurs facteurs, dont les principaux sont la température et l'alimentation. Plus la température extérieure est chaude, plus l'évolution est rapide ; le froid, par contre, la ralentit considérablement et peut même l'arrêter complètement, si bien que des larves peuvent passer des hivers entiers pour reprendre leur existence active avec le retour de la chaleur. Nous en avons conservé, dans ces conditions, pendant plusieurs mois ; il est vrai que c'était en Égypte, où l'hiver est particulièrement doux. Nous avons aussi retardé leur évolution pendant plusieurs semaines, même pendant les fortes chaleurs, en ne leur donnant qu'une alimentation insuffisante. Nous l'avons, au contraire, activée en leur offrant une nourriture abondante composée de diatomées, d'infusoires, de décoctions de fruits. C'est ainsi que nous avons vu, au bout de six jours, des larves de *Culex* se transformer en nymphes dans un cristallisoir empli d'eau dans laquelle nous avions fait macérer des dattes. Il faut tenir compte également, pour apprécier la durée de leur évolution, du nombre de larves contenues dans le même récipient ; il suffit d'avoir vu manger une larve sous le microscope pour se rendre compte de la quantité prodigieuse d'aliments qu'elle absorbe en vingt-

quatre heures. Si on en enferme une cinquantaine dans
le même cristallisoir, elles ont vite fait de dévorer tous les
éléments nutritifs contenus dans le liquide et n'arrivent
plus à se nourrir suffisamment pour que leur développement suive son cours progressif. Il y a un arrêt de croissance,
et il suffit de renouveler la nourriture pour que l'évolution
reprenne. Quand elles manquent d'aliments, les larves de
Culex qui sont herbivores deviennent volontiers carnivores et mangent des débris d'insectes et d'autres larves.
Celles de l'*Anopheles* sont toujours carnivores et se nourrissent de larves d'autres insectes, d'insectes morts, et
parfois se dévorent entre elles. Si on les prive de leur
nourriture habituelle, elles ne se développent pas ou se
développent mal.

Pour manger, la larve, étendue horizontalement sur sa
face ventrale, ou suspendue à la surface du liquide par son
siphon respiratoire, tourne brusquement sa tête, qui est
très mobile, de façon à en amener la partie antérieure à la
région dorsale en décrivant un demi-cercle complet, une
rotation de 180°. La tête pivote littéralement sur le cou, qui
est très mince et très extensible, et on voit la face buccale
de la tête correspondre exactement à la région dorsale. On
est quelquefois embarrassé, surtout si le corps de la larve
n'est pas tout entier compris dans le champ du microscope
(ce qui arrive souvent quand on a une goutte d'eau un peu
grosse dans laquelle la larve s'agite continuellement), pour
reconnaître si la face est tournée vers la région dorsale ou
la région ventrale ; un moyen très simple pour s'en assurer
consiste à regarder la portion des deux trachées principales
comprise dans le cou : si elles sont parallèles, la tête est
dans sa position normale, c'est-à-dire face en dessous ; si
elles sont croisées, la tête est en rotation, c'est-à-dire face
en dessus (Pl. VII, fig. 8, 9 et 10). C'est dans cette position
de rotation que la larve place sa tête pour manger ; elle détermine, au moyen de ses maxilles, un tourbillon dont le centre
est l'orifice buccal, où viennent s'engloutir les particules ali-

mentaires en suspension dans le liquide. Nous avons vu comment la larve rejette celles qui ne sont pas à sa convenance. Quand la larve a acquis un certain développement, on la voit littéralement « brouter » les plantes contenues dans le liquide.

Les mouvements des larves sont très actifs, surtout chez les *Culex*. Elles se meuvent en exécutant des contorsions abdominales comparables à celles des anguilles lorsqu'elles se débattent dans la main qui les tient. Elles parcourent avec rapidité toute la masse du liquide, se tiennent au fond pour manger et montent à la surface pour respirer.

La respiration des larves, nous l'avons vu, se fait au moyen des stigmates placés sur le huitième anneau abdominal. La disposition de ces stigmates, variée suivant les espèces, oblige ces différentes espèces de larves à prendre, pour respirer, des attitudes spéciales auxquelles on peut, sans autre examen, reconnaître certaines sous-familles. Le siphon respiratoire du *Culex*, long et oblique, oblige la larve à se tenir à la surface de l'eau dans une position oblique ; le siphon du *Stegomyia* est court et trapu, et à peu près situé dans l'axe de l'abdomen ; aussi la direction de sa larve est-elle presque perpendiculaire à la surface liquide ; la larve d'*Anopheles*, au contraire, chez laquelle le siphon respiratoire n'est représenté que par le mamelon du huitième anneau où viennent s'ouvrir les stigmates, se tient dans une position horizontale (Pl. VII, fig. 2).

Évolution des nymphes. — La nymphe, qui se forme après un temps variable, comme nous l'avons vu, et qui ne se nourrit pas, reste constamment appendue à la surface du liquide par ses deux antennes respiratoires. Mais, au moindre danger, elle gagne rapidement le fond de l'eau par des mouvements saccadés de tout son abdomen, qui se plie et se détend comme une queue d'écrevisse. Aussitôt le danger disparu, elle remonte à la surface, grâce à son faible poids spécifique, sans faire un mouvement, comme une bulle d'air.

La vie de la nymphe dure de deux à cinq jours. Quand approche le moment de l'éclosion, elle se tient immobile à la surface de l'eau ; puis son abdomen fléchi se met en extension parallèlement à cette surface. Bientôt le thorax émerge, se déchire sur une ligne longitudinale, et la tête du moustique, complètement fléchie dans son enveloppe, apparaît et se défléchit. L'insecte dégage sa trompe, son thorax et ses ailes, puis ses longues pattes, dont le dégagement constitue le temps le plus délicat de l'opération. Quand les ailes sont bien séchées, le moustique prend son vol.

Habitat des larves et des nymphes. — La femelle choisit, pour pondre, des eaux appropriées à l'existence de ses larves. Et, là encore, la différence est absolument marquée entre le choix du *Culex* et celui de l'*Anopheles*. En règle générale, l'*Anopheles* recherche les eaux claires et propres ; le *Culex* se contente des eaux les plus sales. Nous avons toujours rencontré les larves d'*Anopheles* dans les petites flaques d'eau claires, peu profondes, formées par des infiltrations, par exemple aux bords des cours d'eau et des marais. Nous avons dit ailleurs (1) qu'en Égypte, notamment, leur gîte d'élection était constitué par ce que nous avons appelé le « pas de chameau », c'est-à-dire ces petites dépressions laissées aux bords des marais par les pieds des chameaux et autres animaux qui viennent y boire. Là, en effet, la larve est abritée et habite une eau claire qui s'est infiltrée lentement et qui est abondamment pourvue d'éléments nutritifs. On la rencontre aussi en abondance dans les rigoles de draînage à courant nul ou très lent et qui sont d'ordinaire garnies de joncs ; dans les fossés des routes mal entretenus ; dans les petites flaques d'eau de quelques centimètres de pronfondeur qui siègent à la base des touffes de joncs dans les terrains humides, flaques auprès desquelles on passe très bien sans les voir, si on n'a la précaution d'écarter ou de couper les joncs ; dans les

(1) A. Pressat, *Presse médicale*, n° 31, 30 juillet 1904.

petites collections qui se forment, dans certaines prairies
humides, à l'endroit où on a prélevé un carré de gazon
de quelques décimètres de côté ; dans les petites criques
sablonneuses qui se découpent sur les bords des cresson-
nières ; tous ces habitats conviennent de préférence aux
larves d'*Anopheles*. Nous en avons rencontré encore dans les
bassins des jardins, en particulier dans des petites pièces
d'eau artificielles ornées de rocailles couvertes de fougères
et de capillaires et d'où l'eau suinte sans jet. Il n'est pas
nécessaire, surtout pour les *Anopheles*, que les gîtes soient
alimentés par de l'eau douce ; nous avons recueilli, à Ismaïlia,
des larves d'*Anopheles* dans des « pas de chameaux » dont
l'eau contenait 9 grammes de chlorure de sodium par
litre ; Ficalbi et d'autres auteurs en ont trouvé dans des
eaux qui en renfermaient 40 et 50 grammes. Cependant
l'eau de mer, qui en contient en moyenne 33 grammes, leur
est funeste. Nous avons, à ce sujet, fait quelques expériences,
et nos larves vivaient dans une eau salée artificiellement à
50 p. 1 000, mais mouraient dans un mélange d'eau douce et
d'eau de mer à parties égales. L'eau de mer a donc sur les
larves une action particulièrement nuisible, qui n'est pas
due au chlorure de sodium, mais aux autres substances
qu'elle contient.

Les larves de *Culex* vivent de préférence dans les eaux
des habitations : fosses d'aisance, cuves, baquets à lessive,
puits, tonneaux, bassins et rigoles d'arrosage, toutes les
eaux abritées et obscures, souvent chargées de bactéries et
de micro-organismes variés.

Les larves peuvent vivre un certain temps hors de l'eau,
à condition d'être préservées de la dessiccation. Nous en
avons conservé pendant dix jours sur du coton hydrophile
humide ; sur le sable mouillé, elles résistent également et
reprennent leur existence dès qu'elles sont replacées dans
l'eau. Il est donc possible que, dans certaines conditions,
les larves puissent vivre dans la terre humide un temps
suffisant pour attendre le retour de la nappe d'eau néces-

saire à leur développement, et il serait imprudent de se
fier à une apparence d'assèchement, c'est-à-dire à l'*absence
d'eau apparente*, pour déclarer qu'un terrain ne contient
pas de larves.

Mœurs des moustiques. — Les moustiques vivent à l'état
ailé dans les régions où vivent leurs larves. On comprend,
d'après ce que nous venons de voir, que les *Culex*, comme
les *Stegomyia*, sont des moustiques essentiellement domestiques, qui passent leur vie entière dans les habitations ou
dans leur voisinage immédiat. Les *Anopheles* vivent, au contraire, dans les champs et dans les bois. On a tiré argument de cette dernière constatation pour affirmer que les
Anopheles, pour découvrir leur proie, parcouraient de
grandes distances, et on a même cité des étapes de
40 kilomètres d'un seul vol. Ces appréciations sont inexactes.
Quand on a recherché leurs gîtes avec méthode, on les a
toujours trouvés dans le voisinage des habitations, à quelques centaines de mètres, car les moustiques sont séden-
taires et ne sont pas organisés pour entreprendre un vol
étendu. Ils peuvent, cependant, parcourir de plus grandes
distances, mais par étapes.

Ainsi des *Anopheles*, nés aux abords d'une ville, gagnent
les premières habitations, en un ou plusieurs vols, selon la
distance, se reposant sur les arbres, et peuvent, de proche
en proche, de maison en maison, envahir toute la ville. On
remarque cependant qu'ils se cantonnent de préférence
dans les premières maisons, et cela se conçoit aisément;
ils y trouvent, en effet, de quoi assouvir leur faim, et ils
sont dans le voisinage du gîte où ils pourront aller pondre.

Il n'est pas douteux, d'autre part, qu'on peut rencontrer
des *Anopheles* à une grande distance de leur lieu d'éclosion,
mais ils y sont venus d'une façon *passive*, c'est-à-dire qu'ils
y ont été apportés par un wagon de chemin de fer, par un
bateau, dans des caisses, des malles, des voitures de
fourrage; ils peuvent suivre une caravane, posés sur les
animaux, les bagages, les vêtements. Nous avons constaté

et signalé, à Ismaïlia, ces modes de locomotion passive. Ceci peut expliquer l'existence de ces cas de paludisme sporadique qui ont été signalés, et qui s'éteignent si l'*Anopheles* ne trouve pas dans la localité même les conditions favorables à sa reproduction. Ainsi s'explique également, comme nous l'avons déclaré ailleurs (1), l'explosion brusque d'épidémies palustres dans des régions jusqu'alors indemnes.

Il résulte de ces constatations qu'on est protégé contre le paludisme à la fois par les grands espaces libres et par les grands espaces couverts avoisinant les habitations : les *Anopheles* ne peuvent pas parcourir une région dénudée ou traverser une nappe d'eau d'une certaine étendue qui ne leur offrent aucune protection, et, d'autre part, les forêts et les bois les retiennent en leur offrant l'abri et la nourriture nécessaire qu'ils prennent sur les animaux.

On a dit que les *Anopheles* ne sortaient que la nuit ; c'est une erreur, tout au moins en ce qui concerne les pays chauds, et nous en avons souvent fait la cuisante expérience. La lumière du jour ne les gêne en aucune façon, et, s'ils choisissent, pour piquer, la partie du corps qui est le plus dans l'ombre, c'est uniquement par prudence. Les *Culex* et les *Stegomyia*, d'ailleurs, agissent de la même façon et piquent, de préférence, du côté de l'ombre. Ces derniers, en particulier, sont aussi voraces le jour que la nuit. On a dit encore que l'odeur du pétrole leur était odieuse et qu'il suffisait, pour s'en délivrer, d'allumer une lampe à pétrole dans un appartement. Nous conseillons vivement de n'avoir aucune confiance dans ce moyen, qui aura pour unique résultat d'attirer une grande quantité de moustiques, dont on aura ensuite à subir les piqûres. Si les uns et les autres piquent surtout la nuit, c'est qu'à ce moment, pendant le sommeil, la proie est inerte et inoffensive, elle ne se défend pas ; dans le jour, le corps est presque en continuel mou-

(1) A. Pressat, *I*er *Congres égyptien de medecine*, Le Caire, décembre 1902.

vement, et ce mouvement contrarie les attaques de l'ennemi. De même, les moustiques se rencontrent aussi bien aux derniers étages d'une maison qu'au rez-de-chaussée, et cela est facile à concevoir si l'on songe que, souvent, ils sont nés sur les toits, dans des gouttières ou dans les réservoirs des terrasses. S'ils sont nés au niveau du sol, ils montent d'étage en étage, par les escaliers ou par les fenêtres. S'ils sont parfois moins nombreux aux étages supérieurs, c'est que ceux-ci sont, d'ordinaire, plus exposés au vent et aux courants d'air, et on sait que les moustiques les craignent particulièrement.

Les mâles, d'une façon générale, ne piquent ni l'homme, ni les animaux, et se nourrissent du suc des fleurs et des fruits. La seule importunité du mâle consiste dans le bourdonnement aigu qu'il fait entendre, car il a parfois cette spécialité, en particulier celui de *Stegomyia*, de venir vous bourdonner aux oreilles, quelquefois des heures entières, sans se poser, comme si l'oreille lui semblait une fleur dont la sécrétion cérumineuse serait le suc : avec un mâle de *Stegomyia* emprisonné sous une moustiquaire, on peut passer une nuit blanche sans avoir été piqué. On préférerait, parfois, que ce fût une femelle, car, lorsqu'elle est bien gorgée de sang, elle va se poser sur la moustiquaire et digère en silence. Le vol des femelles est plus lourd et plus lent que celui des mâles.

La femelle a besoin de sucer du sang pour que ses œufs se développent. Elle est presque toujours fécondée avant d'avoir piqué ; nous avons vu la copulation se faire presque aussitôt après l'éclosion chez des moustiques nés en cage, mais la véritable fécondation de l'ovule ne se fait qu'après la piqûre. En recueillant le matin, dans une moustiquaire, les femelles ayant piqué dans la nuit, même s'il ne se trouve parmi elles aucun mâle qui aurait pu les féconder après la piqûre, on est à peu près certain de les voir pondre, si on les met dans un tube avec de l'eau. C'est de cette façon que nous avons obtenu tous les œufs qui sont figurés dans cet ouvrage.

Après la fécondation, le mâle meurt très rapidement; la femelle meurt après avoir pondu. Mais, dans les pays froids ou tempérés, la femelle qui a été fécondée seulement à la fin de l'automne, ne meurt pas et hiverne pour pouvoir pondre au printemps. Elle choisit un endroit abrité, cave, encoignure de mur, tronc d'arbre creux, et s'y dispose à passer l'hiver; elle s'y étale à plat, de façon à offrir le moins de relief possible aux causes extérieures de destruction. Comme nous l'avons vu, ces femelles ont leurs réceptacles séminaux abondamment pourvus de spermatozoïdes, qui attendent aussi la saison prochaine pour féconder les œufs à leur passage dans l'oviducte.

La vie des moustiques est de courte durée, une à trois semaines, en moyenne, souvent moins, rarement plus, et dépend de tant de conditions (température, alimentation plus ou moins rapide et facile, liberté, captivité, etc.) qu'il est difficile d'en déterminer la durée exacte. En somme, la vie du mâle se borne à la fécondation, et nous avons vu qu'elle était possible aussitôt après l'éclosion et qu'elle est suivie, à bref délai, de la mort du moustique : l'existence du mâle, s'il est démontré qu'il n'effectue qu'une copulation unique, peut donc être très brève. Celle de la femelle ne l'est pas moins, puisque, fécondée aussitôt après l'éclosion, il lui suffit d'un repas sanguin pour pondre presque aussitôt et mourir après. La durée de sa vie pourrait être ramenée ainsi à trois ou quatre jours. C'est ce que nous avons observé sur des moustiques captifs ; mais il ne faut pas oublier que la captivité modifie d'une façon particulière les conditions d'existence.

Il n'est donc pas possible de déterminer, même approximativement, le nombre des générations qui se succèdent au cours d'une saison, ni, surtout, le nombre de moustiques éclos dans le même temps. Ce nombre est prodigieux. Si nous estimons, par exemple, qu'une femelle d'*Anopheles* pond 150 œufs et que la moitié de ces œufs donnent naissance à des femelles, nous obtiendrons, pour les quatre

premières générations seulement, en admettant toujours
une proportion de 50 p. 100 de femelles pour chaque
génération, les chiffres suivants :

1ʳᵉ génération......................	150
2ᵉ —	11 250
3ᵉ —	843 750
4ᵉ —	63 281 250
5ᵉ —	4 746 093 750

Si nous admettons que le cycle évolutif total du moustique peut être accompli en vingt jours environ, soit : œuf,
deux jours ; larve, sept jours ; nymphe, trois jours ; adulte
(ponte), huit jours ; une seule femelle d'*Anopheles*, au bout
de quatre-vingts jours, c'est-à-dire moins de trois mois,
aura donc donné naissance à près de *cinq milliards* d'individus. A la fin d'une saison de cinq ou six mois, c'est par
millions de milliards qu'il faudra les compter. Si on veut
faire le même calcul pour les *Culex*, les chiffres deviennent
rapidement déconcertants.

Et l'on pourrait être surpris du nombre relativement restreint de ceux qui nous incommodent, si l'on ne songeait à
tous les alliés méconnus qui nous délivrent de leurs invasions.
Parmi ces chasseurs de moustiques, il faut citer au premier
rang la libellule, la chauve-souris, l'araignée, l'hirondelle
et les autres petits oiseaux, le crapaud qui gobe volontiers
les femelles qui viennent se poser sur l'eau pour pondre et
les individus qui volent au ras du sol. Les larves sont
détruites par d'autres larves, notamment celle de la libellule,
et par des insectes aquatiques ; certains poissons, les poissons rouges en particulier, en sont friands, mais c'est une
exception, et on a, à tort, attribué une trop grande importance au rôle destructeur des poissons, dont beaucoup de
ceux qui vivent avec les larves de moustiques sont uniquement herbivores. Pour notre part, nous avons rencontré,
dans des petites rigoles de drainage très poissonneuses,
des quantités de larves d'*Anopheles*, et nous avons fait constater le fait par Ross.

Beaucoup d'espèces d'*Anopheles*, en particulier *A. Pha-roensis*, *A. Chaudoyeï* et *A. subtilis*, que nous avons parti-culièrement étudiés, prennent, au repos, une attitude spé-ciale, qui peut, à première vue, les faire différencier des *Culex* et *Stegomyia*, comme on reconnaît leurs larves à la position qu'elles prennent dans l'eau. Quand ils se posent, par exemple, sur une paroi verticale, pan de mur, vitre, etc., le *Culex* et le *Stegomyia* ont une attitude bossue ; cette gibbosité, qui correspond au thorax, est due à la flexion de la tête sur le thorax et du thorax sur l'abdomen (Pl. VI, fig. 1) ; l'abdomen semble parallèle à la surface plane ; mais le corps entier forme, en réalité, un arc de cercle dont la ligne de cette surface serait la corde. L'*Anopheles*, dont tout le corps est en attitude rectiligne, est posé sur le plan comme un clou oblique et y détermine deux angles l'un aigu, vers la face ventrale, l'autre obtus, vers la face dorsale (Pl. VI, fig. 1). Cette attitude est tellement nette qu'elle peut permettre de reconnaître l'*Anopheles* à distance.

On peut le reconnaître aussi à son vol, qui est assez lent, et qui diffère de celui du *Stegomyia*, par exemple, comme le vol du corbeau diffère de celui de l'hirondelle, et auquel ses longues pattes fines et traînantes donnent une allure particulière.

Si nous exposons tous ces petits détails, c'est que nous pensons qu'ils peuvent avoir leur utilité et que rien de ce qui concerne ce dangereux Culicide ne doit nous rester inconnu.

V. — Capture et élevage des moustiques.

Capture des larves. — La capture des larves, en particulier celles d'*Anopheles*, est facile. Nous avons vu qu'elles se développent surtout dans les petites collections d'eau lim-pide ; en regardant attentivement, on les voit parfaitement évoluer. Il suffit alors de plonger rapidement un verre ordinaire dans l'eau, en rasant la surface, ou une simple soucoupe de porcelaine blanche sur le fond de laquelle elles se détachent nettement en noir. On les verse ensuite dans un bocal à large ouverture, qu'on ne remplit d'eau qu'aux trois quarts pour leur laisser la quantité d'air nécessaire à leur respiration. Le bocal peut être muni d'un bouchon de verre, de liège, ou de bois indifféremment, sans qu'il soit nécessaire de renouveler l'air intérieur, si les larves ne doivent séjourner dans le bocal qu'un jour ou deux. En général, tous les récipients qu'on a couramment sous la main, comme une bouteille et un verre ou une tasse, peuvent être utilisés ; un outillage spécial n'est pas indispensable. Il nous est arrivé d'en recueillir au moyen d'un cornet de papier et de les transporter dans une tige creuse de roseau.

Quand on fait des recherches dans des nappes d'eau étendues, on peut se servir du filet troubleau des entomologistes : c'est un filet d'étamine monté sur un cercle métallique emmanché sur un bambou. On pêche alors en râclant la surface et surtout les bords de la mare, où les larves se tiennent surtout parmi les herbes et les roseaux ; il est nécessaire de pousser le troubleau très rapidement, sinon les larves descendent au fond de l'eau et on les manque. Mais on peut recommencer l'opération quelques minutes après, car elles remontent forcément à la surface pour respirer. On laisse l'eau s'écouler du filet ; à mesure qu'elle s'écoule, les larves se réunissent au fond et, quand il n'y a plus d'eau, on retourne le troubleau comme un doigt de gant et on en trempe l'extrémité dans l'eau du bocal : les larves s'en détachent et se mettent à nager dans le liquide.

Capture des adultes. — On peut capturer les moustiques adultes au moyen d'un filet à papillons ; mais ce procédé n'est pas très recommandable ; outre qu'il est incommode, il détériore les insectes. Le moyen le plus pratique consiste dans l'emploi d'un tube à essai de diamètre suffisant : quand le moustique est posé sur une surface quelconque, on applique sur lui l'ouverture du tube, et il s'envole aussitôt vers le fond du récipient, qu'on soulève légèrement et qu'on bouche avec le doigt ; il suffit alors de le fermer avec un tampon de coton. Il faut avoir soin de choisir un tube d'un diamètre assez grand pour que son ouverture encercle largement le moustique sans lui amputer les pattes, ce qui arrive souvent avec des tubes étroits.

Ce procédé a l'inconvénient de ne permettre que la capture d'un seul moustique par tube. On peut y remédier en garnissant le fond de l'appareil d'un tampon imbibé d'éther ou de chloroforme, dont les vapeurs anesthésient rapidement l'insecte et le tuent si on le laisse dans le tube. On peut le retirer dès qu'il est anesthésié et le mettre en cage ou en bocal, il ne tarde pas à se réveiller. Un autre moyen de capturer plusieurs moustiques vivants dans le même tube est le suivant, que nous avons employé souvent quand nous n'avions à notre disposition qu'une quantité insuffisante de récipients : dès que le moustique est capturé, au lieu de fermer le tube en plaçant le tampon d'ouate à son orifice, on enfonce ce tampon jusqu'à ce qu'il ait refoulé l'insecte à l'extrémité close, où on ne laisse qu'un petit espace suffisant pour qu'il y vive encore longtemps. On peut alors se servir de nouveau du même tube, comme s'il était vide, et, quand on a capturé un nouvel individu, on le refoule à son tour jusqu'au premier tampon, et ainsi de suite ; on peut ainsi en loger un certain nombre.

Élevage des larves. — Quand on a capturé les larves, on les classe pour l'élevage. En général, les différentes espèces habitant des milieux différents, on a eu soin de les placer dans des bocaux séparés. Mais, si elles sont mélangées dans un même récipient, on peut en faire assez facilement le tri. On en verse une petite quantité dans un cristallisoir, auprès duquel on en dispose deux autres contenant de l'eau du bocal filtrée à travers une étamine ; alors, au moyen d'un simple compte-gouttes ordinaire, on cueille les larves à la surface de l'eau et on les répartit, suivant l'espèce, dans l'un ou l'autre des cristallisoirs préparés pour les recevoir.

Avec un peu d'habitude, on arrive à ne pas commettre d'erreurs, quand il s'agit surtout, comme c'est d'ordinaire le cas, de larves de *Culex* et d'*Anopheles*. Une revision ultérieure permettra, d'ailleurs, de réparer ces erreurs. Dès qu'on a pratiqué cette opération un certain nombre de fois, les larves, constamment troublées, gagnent le fond de l'eau ; si le cristallisoir est de forme basse, on peut aller les prendre au fond avec le compte-gouttes ; sinon on se sert d'une pipette ordinaire, qu'on introduit dans le liquide en la fermant avec l'extrémité de l'index : on l'approche de la larve et on lève le doigt ; aussitôt celle-ci est entraînée dans le tube ; on ferme de nouveau l'orifice et on retire la pipette, qu'il suffit d'ouvrir de nouveau au-dessus du cristallisoir pour faire tomber la larve.

Il est bon de ne réunir qu'un petit nombre de larves dans le même récipient, — nous en avons déjà donné les raisons, — et de leur procurer une alimentation suffisante (Voir § IV). Quand les répartitions sont faites et qu'on désire recueillir vivants les moustiques qui naîtront de ces larves, il faut placer les bocaux ou cristallisoirs dans une cage spéciale. On peut en confectionner une soi-même au moyen d'un cadre de fil de fer entouré de mousseline ; mais, si on veut faire des études faciles, il faut disposer d'un appareil un peu plus pratique. Nous avons fait construire une cage qui nous a rendu de grands services et dont voici le dispositif (fig. 4). Elle est constituée par une armature de laiton dont le cadre est tendu de toile métallique très fine ; sur la partie supérieure sont disposées deux cheminées métalliques, communiquant à l'intérieur au moyen d'un orifice qui peut être fermé par un volet horizontal à glissière. La porte de la cage porte également un orifice du diamètre d'un tube à essai, qui est fermé au moyen d'une lamelle rotative analogue à celles qui ferment les trous des serrures. La cage entière est mobile sur son plancher, au moyen de barrettes. La manœuvre de cet appareil est facile : par la porte on peut introduire et retirer les cristallisoirs ; quand on veut

enfermer dans la cage un moustique pris dans un tube, on
passe l'ouverture du tube par le petit guichet de la porte, et
le moustique s'envole dans la cage ; on retire rapidement
le tube et on ferme le guichet. Pour prendre un moustique
enfermé dans la cage, la manœuvre est différente : on coiffe

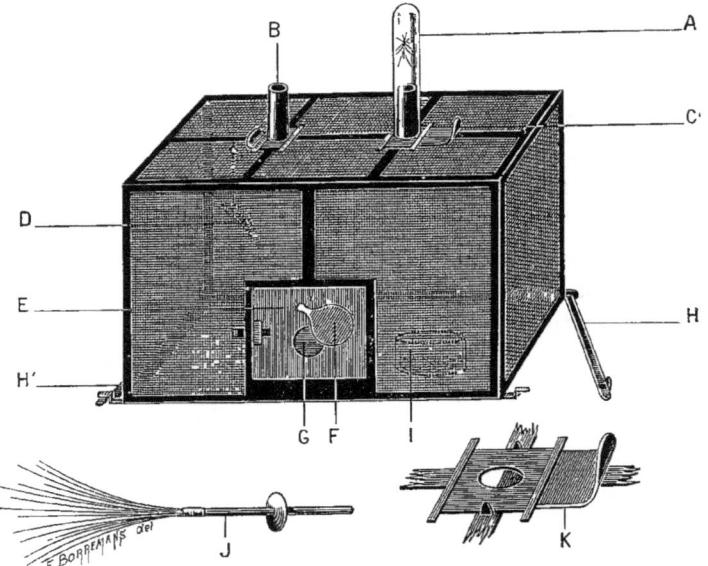

Fig. 4. — Cage pour l'élevage des moustiques.

A. Tube à essai coiffant la cheminée pour la capture d'un moustique. — B. Cheminée métallique
fermée à la base par un volet à glissière. — C. Volet à glissière ouvert pour laisser le moustique
entrer dans le tube. — D. Banane accrochée à un fil de fer — E. Porte en tôle. — F. Obturateur
du guichet. — G. Guichet ouvert. — H. Barrette de fixation ouverte. — H'. Barrette de fixation
fermée. — I. Cristallisoir contenant des larves. — J. Chasse-mouches en fibres de palmier. —
K. Détail du volet à glissière.

avec un tube à essai une des deux cheminées supérieures, et
on ouvre le volet à glissière correspondant ; il suffit de frapper
les parois de la cage pour que les moustiques montent dans
le tube. S'ils font des difficultés, nous employons alors le
moyen suivant : nous avons construit, avec des feuilles de
palmier liées sur une baguette, un petit chasse-mouches
dont le manche porte vers son tiers antérieur une boule
faite de coton hydrophile enroulé (fig. 4) ; on introduit ce

chasse-mouches par le guichet de la porte, ce qui est facile en réunissant l'extrémité des feuilles de palmier qu'on tient serrées les unes contre les autres et qui reprennent leur élasticité quand elles sont dans la cage ; le tampon de coton du manche s'applique sur l'orifice du guichet et l'obture absolument sans gêner les mouvements ; on peut alors agiter le chasse-mouches dans la cage et faire monter les moustiques dans le tube. Quand le moustique est pris, on ferme le volet et on retire le tube en l'obturant avec le doigt. A l'intérieur de la cage est appendu un petit crochet qui sert à fixer une banane ou un autre fruit destiné à l'alimentation des moustiques, principalement des mâles ; les femelles peuvent très bien piquer à travers les mailles de la toile métallique, il suffit d'appliquer la main sur la paroi. Pour les expériences, on place dans la cage un oiseau plumé sur le dos et contenu lui-même dans une autre petite cage.

Quand on veut faire piquer un malade, le meilleur procédé consiste à enfermer le patient avec un nombre déterminé de femelles sous une moustiquaire et de recueillir ces femelles le matin. Elles sont en général gorgées de sang et très faciles à capturer. On peut aussi se contenter d'enfermer la main ou le bras du malade dans une gaine de mousseline contenant les moustiques ; mais il faut savoir que ceux-ci piquent moins volontiers en captivité.

Ces moustiques sont ensuite classés et rapportés dans des cages étiquetées pour les études ultérieures.

VI. — Examen et préparation des moustiques. — Technique.

Préparation des moustiques morts. — Les moustiques peuvent être préparés pour être conservés à sec ou dans un liquide. Pour les conserver à sec, après les avoir tués au moyen de vapeurs d'éther, de chloroforme ou de cyanure de potassium, on les monte comme tous les insectes préparés pour les collections : on traverse, au moyen d'une épingle fine d'entomologiste. un petit carré ou une rondelle de carton fin ; puis on transperce le moustique, étalé sur le dos, par sa face thoracique inférieure ; on relève alors le petit appareil de façon que le moustique présente à la vue sa face dorsale, et on le fixe sur la plaque de liège d'une boîte à insectes au moyen d'une épingle ordinaire, qui traverse le morceau de carton supportant le moustique et un autre semblable sur lequel on écrit la détermination. On dispose l'insecte de façon à ce que tous les détails soient bien visibles. c'est-à-dire qu'on étale les ailes, les pattes, les antennes, etc., et on le laisse sécher dans cette position.

Les moustiques ainsi préparés ne pourront être examinés qu'à la loupe, ce qui est insuffisant pour voir les détails et établir des déterminations précises. Il faut donc faire des préparations susceptibles d'être observées au microscope. Pour cela, on peut monter un moustique entier ou les principales parties séparément, ce qui est le meilleur procédé : dans un verre de montre contenant quelques gouttes d'alcool ou de xylol, on immerge le moustique et on sépare, au moyen d'une aiguille à cataracte ou d'un scalpel fin, la tête, le thorax, l'abdomen, les ailes et les pattes. On dispose chaque partie séparément sur un porte-objet chargé d'une goutte de xylol, dans lequel l'étalement se fait bien ; on laisse évaporer le xylol ; on met une goutte de baume et on couvre avec une lamelle. Cette préparation se conservera très bien. La partie délicate consiste dans l'étalement des ailes et des différentes pièces de la trompe ; avec un peu d'habitude et une bonne vue, on peut le faire à l'œil nu ; mais il est quelquefois nécessaire d'employer la loupe et même le microscope pour séparer bien nettement toutes les pièces de la trompe, les palpes et les antennes. Pour les ailes, le gros ennui est qu'elles se plient et se recroquevillent dès qu'on les sort du verre de montre pour les placer sur le porte-objet. Si elles restent recroquevillées sur la lame, il ne faut pas chercher à les dérouler avec des aiguilles, car on les troue, on enlève les écailles et on les détériore; le mieux est de faire tomber directement dessus deux ou trois gouttes de xylol; elles surnagent alors et se déplissent généralement d'elles-mêmes; dans tous les cas, il est alors plus facile de les dérouler avec une aiguille mousse. En laissant évaporer le xylol, elles se reposent à plat sur le porte-objet, et on peut les monter dans le baume. On pourra ainsi conserver des préparations qui seront très longtemps utilisables. Les larves et les nymphes peuvent être préparées de la même façon après avoir été conservées dans l'alcool un certain temps.

Les moustiques, les larves et les nymphes peuvent être aussi gardés dans l'alcool absolu ou dans la glycérine. Le meilleur procédé consiste à les placer dans des tubes séparément, un seul spécimen dans chaque tube; ou, si on dispose seulement de grands tubes (tubes à essai), on les place successivement les uns au-dessus des autres, en les séparant par un petit tampon de coton, comme nous l'avons dit pour la capture.

Dissection des moustiques à l'état frais. — Dans la dissection des moustiques, deux points nous importent spécialement : la recherche des sporozoïtes de l'*H. malariæ* dans les glandes salivaires et des gamètes et ookystes dans l'estomac. Nous nous bornerons donc à exposer ici la technique spéciale usitée pour la recherche de ces organes. Il est bien entendu que nous opérons sur des moustiques frais qui viennent d'être tués par les procédés que nous avons indiqués.

GLANDES SALIVAIRES. — On place d'abord le moustique sur une lame de verre dans une goutte de solution salée physiologique, et on ampute les ailes et les pattes; le moustique est couché sur le côté. Pour découvrir les glandes salivaires, il faut bien se rappeler leur situation : si on considère le thorax posé de champ sur la lame et qu'on le divise par deux lignes passant par les axes antéro-postérieur et supéro-inférieur, on détermine ainsi quatre

segments : les glandes salivaires sont situées dans le
segment antéro-inférieur, près du cou. Donc, en sectionnant
le thorax avec une aiguille à cataracte suivant les lignes
que nous venons d'indiquer, on trouvera sûrement les
glandes salivaires dans l'angle inférieur, d'où il sera aisé de
les extraire en exerçant des pressions sur cet angle avec une
aiguille mousse. On peut alors examiner ces glandes après
les avoir isolées et, si on trouve des sporozoïtes, les colorer
par le procédé de Laveran ou de Romanowski et les monter
dans le baume.

Estomac. — Pour extraire le tube digestif, on sectionne
la partie antérieure du thorax de façon à libérer l'intestin
à ce niveau ; on fixe l'abdomen en appuyant une aiguille sur
la partie supérieure ou inférieure du premier anneau, et,
avec une deuxième aiguille appliquée sur le dernier anneau,
on tire sur l'abdomen de façon à le rompre. Il se rompt, en
effet, quelquefois vers la première aiguille, quelquefois
vers la seconde, et le tube digestif apparaît. On peut l'examiner directement dans l'eau physiologique, même avec un
objectif à immersion, en le recouvrant d'une lamelle, ou
dans la glycérine, dans laquelle il se conserve si on borde
la préparation. Quelquefois l'estomac est plein de sang, et la
dissection en est rendue difficile ; il suffit alors de le piquer
avec une aiguille fine et de le laver dans la solution saline ;
le sang est entraîné, et on peut procéder à l'examen. Il est
bon, parfois, d'examiner ce sang pour y chercher des
gamètes ; on en peut faire facilement une préparation séparée.
Pour avoir une préparation colorée, il faut employer l'hé-
matéine-éosine.

Quand on dispose de l'outillage nécessaire pour faire des
coupes, on fixe le moustique dans l'alcool absolu ou dans le
liquide de Perenyi (acide nitrique, alcool absolu, solution
aqueuse d'acide chromique); on monte dans la paraffine et
on fait des coupes en rubans qui pourront être colorées à
l'hématéine.

VII. — Classification des Culicides.

Les moustiques appartiennent à l'ordre. des Diptères et à la famille des *Culicidæ*. Le principal caractère de cette famille consiste dans la disposition de l'appareil buccal organisé pour la piqûre et la succion ; l'existence d'écailles sur les nervures des ailes lui est aussi particulière.

Meigen, en 1818, avait divisé en trois genres : *Culex*, *Anopheles*, *Aedes*, le genre primitif *Culex* créé par Linné. En 1827, Robineau-Desvoidy ajoutait à cette classification trois genres nouveaux : *Megarhinus*, *Psorophora*, *Sabethes*. Depuis cette époque, et particulièrement dans ces dernières années, la classification s'est considérablement étendue, et le nombre des genres et des espèces s'est accru dans d'énormes proportions. F.-V. Theobald (1), en particulier, a créé de nouveaux genres et des sous-familles, et c'est en suivant la classification de cet auteur que nous allons résumer les principaux caractères spécifiques des Culicides qui nous intéressent, c'est-à-dire ceux qui appartiennent à la sous-famille *Anophelina*, nous bornant, pour les autres, à indiquer leur situation dans la famille des *Culicidæ*.

La famille des *Culicidæ* comprend sept *sous-familles*, dont voici les caractères particuliers :

(1) F.-V. Theobald, *Monograph on the « Culicidæ »*, t. III.

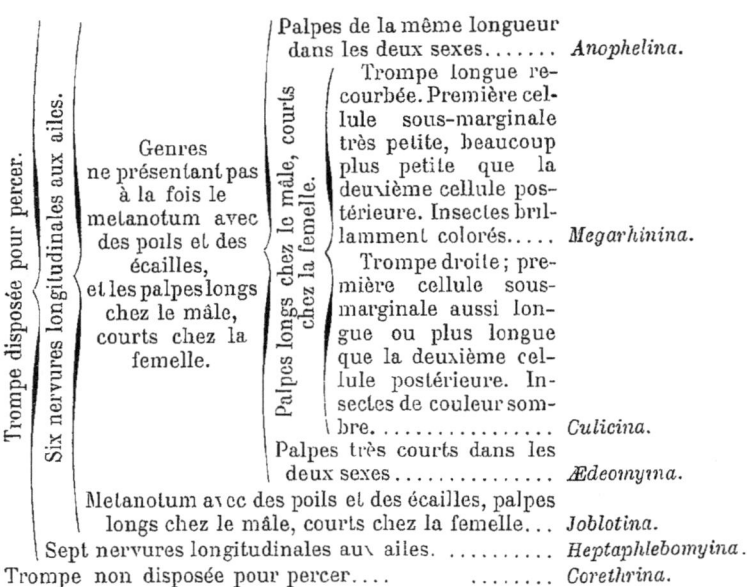

Trompe disposée pour percer. — Six nervures longitudinales aux ailes.

Genres ne présentant pas à la fois le metanotum avec des poils et des écailles, et les palpes longs chez le mâle, courts chez la femelle.

Palpes longs chez le mâle, courts chez la femelle.

Palpes de la même longueur dans les deux sexes........ *Anophelina.*

Trompe longue recourbée. Première cellule sous-marginale très petite, beaucoup plus petite que la deuxième cellule postérieure. Insectes brillamment colorés..... *Megarhinina.*

Trompe droite ; première cellule sous-marginale aussi longue ou plus longue que la deuxième cellule postérieure. Insectes de couleur sombre................ *Culicina.*

Palpes très courts dans les deux sexes............... *Ædeomyina.*

Metanotum avec des poils et des écailles, palpes longs chez le mâle, courts chez la femelle... *Joblotina.*

Sept nervures longitudinales aux ailes. .... *Heptaphlebomyina.*

Trompe non disposée pour percer.... .... *Corethrina.*

Seule, la première de ces sous-familles présente pour nous de l'intérêt. Nous voyons déjà, dans le tableau ci-dessus, que ses individus ont les palpes de la même longueur, dans les deux sexes ; chez le mâle, ils se terminent par une extrémité renflée, en massue ; chez la femelle, ils sont linéaires. Les deuxième et troisème nervures longitudinales se prolongent dans les cellules basales, et les cellules en fourche sont très petites chez le mâle.

La forme et la disposition des écailles constituent les principaux éléments de détermination des genres. C'est sur cette base que Theobald a établi la classification en dix genres de la sous-famille *Anophelina*, qu'il divise de la façon suivante :

Tableau synoptique des genres de la sous-famille ANOPHELINA (1).

Thorax et abdomen présentant des écailles piliformes recourbées......	Lobes prothoraciques simples, pas d'écailles plates sur la tête...	Écailles de l'aile lancéolées..........	*Anopheles.*
		Écailles de l'aile généralement longues et étroites...	*Myzomyia.*
		Écailles de l'aile surtout renflées et larges..........	*Cycloleppteron.*
	Lobes prothoraciques mamelonnés; écailles médianes de la tête plates	Écailles de l'aile lancéolées........ ...	*Stethomyia.*

Thorax ayant des écailles étroites recourbées; abdomen orné de poils. — Écailles de l'aile petites, étroites ou lancéolées....... .. .. *Pyretophorus.*

Thorax ayant des écailles piliformes recourbées, quelques écailles étroites recourbées sur le front; abdomen avec des touffes latérales et apicales d'écailles, ventre couvert d'écailles, pas de touffes ventrales..... .... *Arribalzagia.*

Thorax avec des écailles piliformes recourbées; écailles abdominales sur le ventre seulement, avec une touffe ventrale apicale distincte; pas de touffes latérales..... .. *Myzorhynchus.*

Thorax et abdomen avec de vraies écailles.	Écailles abdominales en touffes latérales et amas dorsaux de petites écailles plates; écailles thoraciques étroites recourbées ou fuselées..........	*Nyssorhynchus.*
	Abdomen presque complètement recouvert d'écailles irrégulières, avec des touffes latérales.	*Cellia.*
	Abdomen complètement recouvert par de grandes écailles plates comme chez les *Culex*....	*Aldrichia.*

Genre 1. — *Anopheles*, Meigen.

Thorax et abdomen avec des écailles piliformes recourbées, qui sont pratiquement des poils; palpes de la femelle minces, recouverts d'écailles non denses; nervures des ailes couvertes d'écailles lancéolées formant ou non des taches qui, lorsqu'elles existent, sont moins nombreuses que dans les autres genres. La plupart sont de grandes espèces.

Type : *maculipennis*, Meigen.

(1) Ed. et Ét. Sergent, *Moustiques et maladies infectieuses.*

Ce genre comprend, de plus, les espèces suivantes :
bifurcatus, Linné ; *algeriensis*, Theobald ; *Walkeri*, Theobald ; *punctipennis*, Say ; *Lindsayii*, Giles ; *crucians*, Wiedemann ; *nigripes*, Stœger ; *gigas*, Giles ; *pseudopunctipennis*,
Theobald ; *immaculatus*, Theobald ; *Aitkenii*, James ; *stigmaticus*, Skuse (?).

Genre 2. — Myzomyia, Blanchard.

Thorax et abdomen avec des écailles piliformes, quelquefois des écailles étroites recourbées sur le front ; écailles
latérales des nervures des ailes ordinairement longues et
minces ; les ailes portant d'habitude de nombreuses taches ;
la plupart des espèces sont petites ou de taille moyenne.
Les écailles des palpes ne sont pas denses.

Type : *funesta*, Giles.

Les autres espèces de ce genre sont : *Rossii*, Giles ;
Rhodesiensis, Theobald ; *culicifacies*, Giles ; *Listoni*, Liston ;
longipalpis, Theobald ; *leptomeres*, Theobald ; *Turkhudi*,
Liston ; *albirostris*, Theobald ; *aconita*, Dönitz ; *Lutzii*,
Theobald ; *punctulata*, Dönitz ; *hebes*, Dönitz ; *Hispaniola*,
Theobald ; *Ludlowii*, Theobald ; *tessellata*, Theobald ;
leucophyrus, Dönitz ; *elegans*, Theobald ; *impuncta*, Dönitz(?).

Genre 3. — Cycloleppteron, Theobald.

Ce genre se distingue des deux précédents par la présence simultanée sur les ailes de grandes écailles renflées
et d'écailles lancéolées. Écailles denses sur les palpes.

Type : *Grabhamii*, Theobald.

On n'en connaît qu'une autre espèce : *mediopunctatus*,
Lütz.

Genre 4. — Stethomyia, Theobald.

Thorax et abdomen couverts de poils et de soies ; lobes
prothoraciques en mamelon ; écailles des ailes étroites
lancéolées ; écailles médianes de la tête plates. Palpes de
la femelle très minces.

Type : *nimba*, Theobald.

Genre 5. — *Pyretophorus*, Blanchard.

Thorax avec des écailles étroites recourbées, parfois très grandes ; abdomen garni de poils, pas d'écailles sauf sur les organes sexuels externes ; écailles des ailes petites et lancéolées ou longues et minces ; ailes portant plusieurs taches ; palpes de la femelle couverts d'un petit nombre d'écailles.

Type : *Costalis*, Lœw.

Les espèces suivantes appartiennent à ce genre : *minimus*, Theobald ; *Marshalli*, Theobald ; *Chaudoyei*, Theobald ; *atratipes*, Skuse ; *Jeyporensis*, Theobald ; *superpictus*, Grassi ; *cinereus*, Theobald ; *Palestinensis*, Theobald ; *merus*, Dönitz (?).

Genre 6. — *Arribalzagia*, Theobald.

Thorax avec des écailles piliformes recourbées ; palpes couverts d'écailles denses ; ailes avec les membranes teintées ; écailles des ailes denses, lancéolées, à extrémité obtuse. Abdomen poilu, avec des touffes d'écailles latérales apicales et des écailles sur le ventre.

Type : *maculipes*, Theobald.

Genre 7. — *Myzorhynchus*, Blanchard.

Thorax avec des écailles piliformes recourbées ; abdomen avec des écailles ventrales et apicales et une touffe médiane ventrale apicale ; écailles de l'aile largement lancéolées ; palpes de la femelle et trompe couverts d'écailles denses.

Type : *Sinensis*, Wiedemann.

A ce genre appartiennent les sous-espèces de *Sinensis* (*nigerrimus*, Giles ; *Indiensis*, Theobald ; *pseudopictus*, Grassi) ; les espèces *barbirostris*, Van der Wulp ; *paludis*, Theobald ; *Bancrofti*, Giles ; *Mauritianus*, Grandpré ; *umbrosus*, Theobald ; *albotœniatus*, Theobald ; *minutus*, Theobald.

Genre 8. — *Nyssorhynchus*, Blanchard.

Thorax avec des écailles étroites recourbées et des écailles fusiformes ; abdomen avec des écailles dorsales petites, plates ou étroites, spécialement sur les derniers segments ; écailles des ailes lancéolées à extrémités obtuses ; sur les palpes, écailles denses ; pattes annelées, bigarrées et tachetées de blanc, les articles du tarse de la dernière paire avec d'ordinaire une ou plusieurs articulations entièrement blanches.

Type : *maculatus*, Theobald.

Les espèces suivantes appartiennent à ce genre : *fuliginosus*, Giles ; *Jamesii*, Theobald ; *Theobaldi*, Giles ; *Stephensi*, Liston ; *annulipes*, Walker ; *Masteri*, Skuse ; *deceptor*, Dönitz(?) ; *Willmori*, Theobald ; *maculipalpis*, Giles ; *Pretoriensis*, Theobald ; *Karwari*, Theobald.

Genre 9. — *Cellia*, Theobald.

Thorax avec des écailles plates fusiformes ; abdomen recouvert d'écailles irrégulières et de touffes latérales denses ; sur les palpes de la femelle, écailles denses ; écailles des ailes grandes, lancéolées, à extrémité obtuse, denses.

Type : *Pharoensis*, Theobald.

A ce genre appartiennent les espèces : *pulcherrima*, Theobald ; *argyrotarsis*, Robineau-Desvoidy ; *albipes*, Theobald ; *squamosa*, Theobald ; *Kochii*, Dönitz ; *Bigotii*, Theobald.

Genre 10. — *Aldrichia*, Theobald.

Abdomen complètement recouvert par de grandes écailles plates comme chez les *Culex*.

CHAPITRE V

PROPHYLAXIE DU PALUDISME

Nous avons vu de quelle manière se transmet le paludisme ; le rôle du moustique dans sa propagation est aujourd'hui démontré d'une façon indiscutable, et de cette démonstration découlent fatalement toutes les données de la prophylaxie actuelle. Aussi ne rappellerons-nous aucune des méthodes employées antérieurement à l'avènement de la *doctrine anophélienne* (Laveran), et aborderons-nous directement l'étude des procédés prophylactiques aujourd'hui généralement mis en pratique.

Grassi a formulé cette loi : *Sans Anopheles, pas de malaria* ; Gosio, y ajoutant le deuxième facteur étiologique, a établi la formule : *Anopheles + individu malarique = Malaria*. Il semble donc que la théorie prophylactique doive être tout entière édifiée sur cette base : *Défendre l'homme, sain ou malade, contre la piqûre du moustique*. Nous verrons dans quelles mesures la pratique peut s'accorder avec la théorie.

En partant du principe que nous venons de mentionner, on a cherché à déterminer les moyens les plus propres à donner les résultats désirés. Il est facile de comprendre que ces moyens doivent varier avec les circonstances et que les mêmes méthodes ne sont pas partout applicables. Mais le but est toujours le même : attaquer et combattre, partout où on le trouve, l'Hématozoaire du paludisme ; or nous savons que ce parasite évolue chez deux hôtes distincts, l'homme et le moustique ; il faudra donc l'attaquer simultanément chez l'homme et chez le moustique.

Il en résulte que la prophylaxie, pour être efficace et complète, devra s'engager dans deux voies parallèles : *la prophylaxie culicifuge*, qui s'attaque au moustique, vecteur et propagateur de l'hémosporidie ; la *prophylaxie thérapeutique* ou *spécifique* (Le Dantec), qui combat le parasite dans le corps de l'homme.

Nous étudierons successivement les différents procédés employés dans les deux cas, en empruntant les principaux termes de la classification si clairement établie par Billet au XIIIe Congrès international d'hygiène et de démographie (1).

I. — Prophylaxie culicifuge.

La prophylaxie culicifuge a pour but de défendre l'homme contre la piqûre du moustique. Ce résultat peut être obtenu : 1° par la destruction des moustiques, moyen radical et idéal ; 2° par la protection contre les piqûres des moustiques, moyen théoriquement parfait, mais pratiquement inférieur au précédent. Il en résulte deux méthodes, l'une *offensive*, l'autre *défensive*, présentant chacune leurs indications particulières.

1° *Prophylaxie offensive.* — Cette méthode se propose la destruction des moustiques, soit à l'état de larves, soit à l'état d'insectes parfaits.

A. DESTRUCTION DES LARVES. — C'est le procédé de choix. Il est infiniment plus facile, en effet, de s'attaquer aux larves, localisées dans les petites collections d'eau, qu'aux moustiques ailés, épars et fugaces.

Un grand nombre de substances toxiques, minérales et végétales, ont été essayées pour la destruction des larves. A côté de quelques avantages, elles présentent de sérieux inconvénients, en particulier celles qui, miscibles à l'eau,

---

(1) A. Billet, *Prophylaxie de la malaria* (XIIIe Congr. intern. d'hyg. et de démog., Bruxelles, 1903).

en altèrent la composition de façon à la rendre impropre à tous usages. Seules, les *substances oléagineuses* répondent à la plupart des indications. Les travaux d'Aaron, d'Howard, de Laveran, ont démontré comment une matière huileuse, répandue à la surface de l'eau, pénètre dans les trachées des larves qui viennent respirer à la surface et les tue par asphyxie.

La substance de choix est le *pétrole* : son prix modique, la facilité qu'on a de se le procurer, la rapidité de son action, doivent le faire préférer aux autres huiles. Cependant il peut être avantageux, dans certains cas, notamment quand il s'agit de détruire les larves contenues dans des récipients d'eau d'alimentation (puits, tonneaux, citernes), de donner la préférence à des substances qui ne modifient pas les qualités de l'eau potable, et nous conseillons, dans ce cas, de recourir à la série des huiles alimentaires (olive, œillette, arachide, coton, etc.).

Personnellement, nous avons employé, en Égypte, un mélange de pétrole brut (mazout) et de pétrole d'éclairage ordinaire. Nous avons, en effet, constaté que le pétrole raffiné, par les fortes chaleurs que nous subissons en Égypte, est très rapidement volatilisé. D'autre part, le pétrole brut n'est pas suffisamment diffusible ; un mélange des deux, à parties égales, remplit les conditions cherchées. Pendant l'hiver, où l'évaporation est moins rapide, on réduit à un tiers la proportion de pétrole brut.

Celli et Casagrandi, Laveran, ont établi la dose de pétrole nécessaire et suffisante pour la destruction des nymphes et des larves : cette dose est de 10 à 20 centimètres cubes par mètre carré de surface.

Tous les procédés d'épandage du pétrole sont bons : bidon, arrosoir, chiffon imbibé de pétrole et promené sur l'eau, etc. Cependant il faut savoir choisir ; quand on opérera sur une surface unie, dépourvue de végétation. l'épandage au bidon ou à l'arrosoir suffit. Mais, si l'on s'attaque à ces petites mares riches en végétations aquatiques, semées de touffes de roseaux drus et serrés, il ne faut pas oublier que, très souvent, ces roseaux arrêtent la diffusion du pétrole et déterminent des petites zones d'isolement où les larves peuvent venir respirer. On aura donc soin soit de verser le pétrole directement sur les touffes de roseaux, soit de battre l'eau de façon à le faire pénétrer partout.

Il suffit de pétroler tous les huit ou quinze jours pour obtenir un résultat parfait. On verra, dans un prochain chapitre, que cette méthode nous a donné, à Ismaïlia, un succès comparable à celui qui a été obtenu, à la Havane, dans la lutte contre les *Stegomyia*, propagateurs de la fièvre jaune.

On a dit, avec raison, que la pétrolisation des eaux n'est pas toujours possible. Dans certaines régions, les marais occupent des étendues considérables ; d'autres fois, le régime des pluies crée de façon indéterminée des mares temporaires qui peuvent échapper à la surveillance. Les irrigations agricoles surtout (plantations de coton, rizières) provoquent la formation de véritables marécages. Nous pensons cependant que ces conditions particulières ne doivent pas constituer un argument suffisant pour faire renoncer à toute tentative de prophylaxie. Certains grands marais ne sont pas permanents ; nous avons parcouru ceux de la maremme toscane notamment, qui sont à sec une partie de l'année. D'autre part, nous insistons de nouveau sur ce fait, à notre avis d'une importance capitale, que les *Anopheles* se développent surtout, non pas dans les grands marais ou les étangs, mais *dans les petites flaques d'eau* situées aux abords de ces marais et qui peuvent être plus facilement pétrolées. Il est, en outre, possible d'exercer une surveillance efficace sur les irrigations agricoles les plus rapprochées des habitations, de façon à déterminer, autour des agglomérations, une sorte de zone de protection qui, dans bien des cas, ne sera pas franchie par les moustiques d'origine éloignée. Enfin, comme dit Figaro, « la difficulté de réussir ne fait qu'augmenter la nécessité d'entreprendre ».

B. Destruction des moustiques. — Le nombre des procédés employés pour détruire les moustiques ailés est considérable, et nous dirions volontiers qu'ils sont trop pour être bons. Aucun d'eux ne nous a paru, jusqu'à présent, d'une efficacité véritable. Il peut être cependant nécessaire, à un moment donné, de recourir à l'un d'entre eux, soit pour détruire, dans un local restreint, un petit nombre de moustiques infectés (de fièvre jaune ou de malaria), soit d'éloigner d'un campement, par exemple, ceux qui l'envahissent en trop grand nombre.

Pour détruire les moustiques dans un espace clos, le meilleur procédé consiste dans l'emploi des fumigations. De toutes les susbtances expérimentées en grand nombre, notamment par Celli et Casagrandi, les plus efficaces paraissent être le *soufre*, la *poudre de pyrèthre* et le *tabac*. Les fumigations de gaz sulfureux ont une action rapide et certaine; mais on conçoit que l'application en soit délicate et ne puisse être poursuivie d'une façon continue. Bien qu'elle soit exécutable sans outillage spécial, cette opération exige des précautions et des manœuvres qui ne la rendent pas praticable en toutes circonstances. Il en est de même des fumigations de pyrèthre et de tabac, qui exigent, pour être efficaces, c'est-à-dire véritablement destructives, d'être poussées avec une certaine intensité et rendent momentanément inhabitables les locaux dans lesquels on les pratique.

La poudre de pyrèthre, mélangée à du salpêtre et moulée en forme de petits cônes, est très employée en Italie et en Orient pour obtenir un repos tranquille aux heures de sieste. Ces petits cônes, ou *fidibus*, placés sur une assiette et allumés, dégagent une fumée âcre qui chasse les moustiques ou les plonge dans une torpeur momentanée. Mais l'action de cette fumée est aussi désagréable pour l'homme que pour le moustique, et nous avons même constaté qu'elle peut déterminer des troubles de l'appareil respiratoire allant jusqu'à la crise d'asthme.

Action des substances culicifuges sur les moustiques ailes.

SUBSTANCES EXPÉRIMENTÉES.	TEMPS au l out duquel se manifeste la	
	mort apparente.	mort réelle.
I. — Odeurs. — Essences.		
1 Odeur de noix muscade............	10′	2 h.
2 — camphre..............	4′ — 5′	4 h. — 5 h.
3 — ail....................	5′ — 10′	5 h.
4 — poivre pulvérisé.......	20′	6 h.
5 — naphtaline............	10′ — 35′	8 h.
6 — sauge.................	4 h. — 6 h.	survie
7 — romarin	—	—
8 — basilic sec.	—	—
9 — cannelle.............	—	—
II. — Fumées.		
1 Fumée de tabac.................	immédiate	1′ — 3′
2 — chrysanthème et valé- riane..............	»	5′
3 — bois de quassia........	16′	5 h.
4 — poudre de pyrèthre....	5′	8 h.
5 — feuilles de menthe.....	5′	8 h.
6 — — de basilic sec...	2′ — 6′	24 h.
7 — romarin.............	7′ — 12′	24 h.
8 — fleurs de camomille...	4′	36 h.
9 — feuilles de sauge.......	8′ — 10′	36 h.
10 — bois.................	5′ — 7′	12 h. — 48 h.
11 — résine de gaïac.......	12′	survie
12 — myrrhe..	15′	»
13 — gomme élemi........	15′	»
14 — encens..............	15′	»
III. — Gaz.		
1 Anhydride sulfureux..........	immédiate	1′
2 Hydrogène sulfuré............	»	1′
3 Gaz d'éclairage...............	1′	2′
4 Formaldéhyde (appareil Trillat).	2′	10′ — 15′
5 Sulfure de carbone...........	15′ — 30′	survie
6 . Acétylène....	—	—

On emploie aussi avec succès des fumigations préconisées en Italie par Celli et Casagrandi, d'un mélange de fleurs non épanouies de chrysanthème et de racines de valériane.

Les pulvérisations de poudre de pyrèthre ou de chrysanthème, au moyen d'un petit soufflet, ont aussi une action
culicifuge manifeste. Il en est de même des fumées de tabac,
à condition qu'elles soient intenses, car il ne faudrait pas
croire qu'il suffit de fumer une cigarette pour être débarrassé des moustiques environnants; il n'est pas rare, en
effet, de les voir venir piquer la main même qui tient une
cigarette allumée.

Tous les autres moyens employés, lampes-pièges, venti-
lateurs, essences, parfums, pommades, n'ont qu'une valeur
médiocre et, dans tous les cas, momentanée.

La fumée est encore le seul procédé culicifuge pratique
pour préserver un campement contre l'envahissement des
moustiques ; mais c'est aussi un procédé de fortune uniquement applicable aux cas où la protection ne peut être
établie par des moyens plus efficaces. Nous donnons
ci-contre, à titre d'indication, un tableau des principales
substances culicifuges expérimentées par Celli et Casagrandi.

2° *Prophylaxie défensive*. — La prophylaxie défensive consiste essentiellement dans la protection contre les piqûres
de moustiques par les moyens mécaniques. Elle est individuelle ou collective.

A. Protection mécanique individuelle. — La protection individuelle absolue, constante, est pratiquement
impossible: on ne peut pas enfermer un homme, jour et
et nuit, dans une cage. Mais la protection momentanée, aux
heures dangereuses, dans les milieux insalubres, est praticable et, d'ailleurs, indispensable.

Les moustiques malarifères se mettant en campagne
surtout la nuit, il est facile de s'organiser pour établir une
protection efficace dès la tombée du jour. Le but à atteindre
consiste à soustraire à la piqûre des moustiques toutes les
parties découvertes du corps : la face et le cou, les mains,
les chevilles. Ceci pour les Européens, bien entendu, car il
ne peut pas être question de protéger de cette façon les

indigènes des pays chauds, qui travaillent sans chaussures et à moitié nus.

En Italie, ce procédé de protection a été appliqué avec une grande rigueur et a donné d'excellents résultats. Il consiste dans l'emploi d'un voile de gaze ou voilette, qui s'adapte à la coiffure et recouvre entièrement la face et le cou ; des gants de peau ou de coton épais et serré protègent les mains : il est bon que ces gants soient à manchettes, de façon à recouvrir complètement la main et le poignet et, si possible, l'extrémité de la manche du vêtement. Les pieds et les chevilles peuvent être garantis par des bottes ou des guêtres dans lesquelles s'insère le bas du pantalon ; on peut également lier le pantalon flottant sur des brodequins avec une ficelle ou le fermer avec des agrafes de bicycliste.

La protection mécanique individuelle est complétée par l'usage de la moustiquaire, si répandu dans les pays chauds. C'est une pièce de tulle à mailles fines, cousue en forme de cube, qui doit recouvrir complètement le lit : ses bords libres doivent avoir une longueur suffisante pour traîner à terre de façon à ne laisser aucun passage aux moustiques ; mais il est encore préférable de les bien rentrer sous le matelas, de « border » le lit hermétiquement quand on est couché. La moustiquaire est un appareil indispensable, obligatoire, dans les pays chauds, qui doit suivre partout et toujours les voyageurs, les colons, les explorateurs ; elle est indiquée au même titre que la quinine et doit occuper le premier rang parmi les objets qui composent le matériel de campement : il vaudrait mieux avoir une moustiquaire sans lit qu'un lit sans moustiquaire. C'est grâce à elle que beaucoup d'explorations et d'entreprises ont pu être menées à bonne fin, et notamment la mission Marchand.

Le seul inconvénient que présente la moustiquaire est d'entraver, dans une certaine mesure, la ventilation. Ses mailles doivent être, en effet, suffisamment serrées pour arrêter les moustiques, et, quand elles remplissent ces conditions, l'air n'y circule que lentement ; on peut y remédier en laissant ouvertes les fenêtres de la chambre à coucher, d'autant plus qu'une moustiquaire bien bordée présente encore l'avantage de préserver d'autres visites désagréables comme celles, par exemple, des scorpions et des tarentules.

Mais, si serrées qu'elles soient, les mailles des moustiquaires n'arrêtent pas tous les hôtes importuns. Il en est un notamment, en Égypte, qui est particulièrement désagréable : c'est un petit diptère, si ténu qu'il passe facilement à travers les plus fines moustiquaires. Il vole et pique sans bruit, ce qui lui a valu son nom arabe : *Akhl-ou-Skout,* « qui mange en silence » (littéralement : mange et tais-toi). Ses piqûres sont extrêmement aiguës et déterminent une petite tuméfaction, plus douloureuse et beaucoup plus persistante que celle provoquée par le moustique ; il n'est pas rare de la voir durer plus d'une semaine. Si nous donnons tous ces petits détails, c'est que nous avons des raisons de croire que ce petit diptère joue un rôle important dans la propagation du bouton du Nil. Bien qu'il soit très difficile à saisir, à cause de sa petite taille et de ses habitudes nocturnes, nous avons réussi à en capturer quelques individus. Malheureusement, ils ont été détériorés par la capture, et nous donnons ici le dessin fidèle de l'un des moins mutilés (Pl. III, fig. 2). Malgré l'absence de plusieurs articles aux pattes et aux antennes, nous pensons qu'il pourra être reconnu par les entomologistes. La figure, dessinée directement au microscope, montre à quel point son tube digestif est distendu par le sang dont il s'est gorgé.

B. PROTECTION MÉCANIQUE COLLECTIVE. — L'extension aux groupes d'individus des mesures dont nous venons de parler constitue la protection collective. C'est toujours la moustiquaire, sous une forme étendue et nouvelle, qui en est la base. Le but à atteindre étant, en effet, de s'opposer par tous les moyens à la pénétration des moustiques dans les maisons et les locaux collectifs, on a eu recours à l'application de moustiquaires spéciales à toutes les ouvertures de ces maisons et locaux, portes, fenêtres, cheminées, tuyaux d'aération, etc. On se sert à cet effet de cadres de bois ou de métal, s'appliquant exactement aux ouvertures à protéger et tendus de toile métallique à mailles fines. La mousseline peut également rendre le même office, mais sa fragilité doit la faire mettre au rang des procédés de fortune. La toile métallique, plus résistante, sera dans tous les cas préférée ; mais elle devra être préparée de façon à résister aux causes atmosphériques d'oxydation. La meilleure est celle qui est constituée par une trame de fils de laiton ; mais son prix élevé la rend d'une application difficile quand il s'agit de vastes locaux à protéger ; et nous ne la conseillons que pour les petites ouvertures, qui sont en général moins surveillées, les orifices des cheminées, par exemple, et des tuyaux d'aération.

Pour les portes et les fenêtres, on trouve partout des toiles métalliques de fil de fer bruni ou galvanisé, de zinc vernissé, qui remplissent toutes les conditions désirables. Les cadres protecteurs sont placés au dehors, de façon à permettre l'ouverture à l'intérieur des châssis vitrés des fenêtres, et un mécanisme particulier rend possible la fermeture des volets et des persiennes sans mouvoir le cadre métallique, qui ne doit jamais être déplacé dans le cours de la saison dangereuse. En règle générale, la dimension des mailles ne devra pas être inférieure à 1 millimètre, ni supérieure à 3 millimètres, pour que la toile métallique puisse remplir son double but, qui consiste à arrêter les moustiques et à permettre une aération suffisante.

L'idée n'est pas neuve de chercher à protéger par ce procédé les habitations contre l'invasion des bêtes malfaisantes, puisque déjà Varron (*R. R.*, III, 7) parle de l'usage qu'avaient les Romains d'employer des sortes de treillis protecteurs (*fenestræ reticulatæ ne quod animal maleficum introire queat*). Plus récemment, les Américains et les Hollandais avaient coutume de protéger par des réseaux métalliques les ouvertures des maisons contre l'invasion des insectes aériens. Mais c'est en 1899 seulement, après les travaux de Ross et de Grassi, que Celli institua en Italie la première expérience régulière et méthodique de prophylaxie mécanique complète, en faisant garnir de réseaux métalliques les ouvertures des habitations où logeaient les employés du chemin de fer des lignes de Prenestina-Cervara et de Pontegalera. Et ainsi, pour la première fois, dans des régions à malaria grave, certaines familles purent passer l'été et l'automne dans d'excellentes conditions de santé, alors que dans les habitions limitrophes non protégées, habitations-témoins, les fièvres sévirent comme par le passé. En 1900, cette prophylaxie fut étendue par Celli, Grassi, Martirano, à d'autres lignes de chemin de fer, et on ajouta, devant les portes, de larges vérandas externes, formant tambour, à portes automatiques, entièrement tendues de toiles métalliques (1).

En 1902, au cours d'une double mission en Italie qui nous fut confiée à la fois par la Compagnie du Canal de Suez et par le Gouvernement français, nous avons pu voir avec quel soin et quelle méthode cette prophylaxie mécanique était appliquée à tous les locaux administratifs. Une loi italienne, du 2 novembre 1901, avait d'ailleurs rendu cette protection obligatoire, dans les régions malariques, pour tous les agents du Gouvernement, employés et ouvriers. La malaria et l'étude de sa prophylaxie sont, en effet, devenues, en Italie, de véritables questions politiques, et les atteintes de fièvre y sont assimilées très justement aux accidents du travail. La protection est complétée par l'usage systématique de la quinine, comme nous le verrons au paragraphe suivant.

On comprendra que, si la protection mécanique est théoriquement idéale, pratiquement elle est d'une application délicate, difficile et presque toujours incomplète. Si on

(1) *Atti della Soc. per gli studi della malaria*, vol. III, p. 648.

peut la rendre obligatoire pour certaines collectivités admi-
nistratives, militaires, industrielles, et la soumettre à une
surveillance méthodique, il est moins aisé de l'étendre aux
particuliers et de la généraliser. Les collectivités les mieux
surveillées n'échappent pas à l'accident, et l'initiative particulière a quelquefois tort d'attendre, pour y remédier,
l'initiative administrative. Nous avons le souvenir d'avoir
vu en Toscane, près de Grosseto, au cours d'une visite des
établissements protégés que nous fîmes en compagnie du
directeur de l'hôpital, de l'ingénieur en chef du génie civil
et du délégué du ministre de l'Intérieur, un dépôt de cava-
lerie théoriquement protégé, mais duquel les cavaliers pouvaient sortir sans ouvrir la porte tendue de toile métallique,
car elle présentait des fissures suffisantes pour leur donner
passage. Et, tout près de là, au bord des marais de Casti-
glione, nous avons recueilli des larves d'*Anopheles* (1).

Quoi qu'il en soit, et telle qu'elle est, la prophylaxie mécanique collective a donné, en Italie, des résultats très remarquables. Déjà, en 1902, au moment de notre séjour, nous
avons pu relever les chiffres suivants :

```
Nombre des personnes protégées.......   5 165
        Récidives....................   1 048 = 20,2 p. 100
        Cas primitifs................    171 =  3,3  —
Personnes protégées complètement.....   4 363
        Récidives....................    921 = 21,1 p. 100
        Cas primitifs................     83 =  1,9  —
Personnes protégées incomplètement...    802
        Récidives....................    127 = 15,8 p. 100
        Cas primitifs................     88 = 10,9  —
```

Et, si l'on considère que cette méthode fut appliquée dans
des localités dont la morbosité variait de 20 à 80 p. 100,
on est amené à conclure qu'elle a donné des résultats tout

_____

(1) Qu'on nous permette une petite remarque anecdotique : durant notre
voyage, nous avons séjourné pendant près de quinze jours à Grosseto, le
plus grave foyer malarique de toute l'Italie; nous y habitions, dans le seul
hôtel de la ville, la chambre même occupée précédemment par le professeur Koch ; or nous avons le regret cuisant de constater que la moustiquaire y était totalement inconnue.

à fait positifs et véritablement encourageants. L'application en est de plus en plus étendue en Italie, et Celli, en la poursuivant, est arrivé à réduire, d'une façon générale, à 24 p. 100 la proportion de malaria primitive, et à 10 p. 100 les cas de récidive dans les régions protégées. Grassi, Gosio, Mariotti-Bianchi, ont obtenu des résultats analogues en Italie ; Battesti en Corse, Edm. et Ét. Sergent en Algérie, Schoo en Hollande, ont apporté une utile et positive contribution à l'étude de cette méthode prophylactique.

L'inconvénient principal de la protection mécanique réside dans le montant parfois très élevé des frais de premier établissement. A Grosseto, la protection complète des trente et un soldats qui composent la garnison de la forteresse à coûté environ 1 200 lires (Mariotti-Bianchi). On comprend que, lorsqu'il s'agit de protéger de vastes locaux abritant un grand nombre de personnes, la dépense doit être assez considérable ; car il ne peut s'agir là de demi-mesures ; il faut que la protection soit complète, totale, pour être vraiment efficace. Battesti compte que, pour une maison ordinaire, le prix de chaque fenêtre protégée s'élève, tout compris, à une moyenne de 8 francs, et le prix d'une porte à 12 francs. En prenant pour base ce calcul, il est facile de savoir à l'avance combien, approximativement, coûtera la protection d'un immeuble donné, en tenant compte de ce fait qu'au-dessus d'un nombre de cinq fenêtres le prix peut être réduit de 15 à 20 p. 100.

Comme nous venons de le voir, la prophylaxie mécanique, individuelle ou collective, peut rendre de très réels services. L'association des deux méthodes devra être adoptée chaque fois qu'il sera possible, car elles sont strictement jumelles, et l'inobservance de l'une peut faire perdre le bénéfice de l'autre.

Il ne faut pas oublier que la protection doit être appliquée non seulement aux individus sains, mais aussi, et surtout, aux malades. Les hôpitaux contenant des impaludés doivent donc être systématiquement défendus, puisque c'est dans le sang de ces malades que le moustique va puiser le germe de contagion.

Dans ce même ordre d'idées, il est bon de se souvenir que, dans les pays palustres, les enfants sont infectés dans une très forte proportion, comme l'a signalé Laveran (1), et souvent sans symptômes bien manifestes. Nieuwenhuis (2) et surtout Koch (3) ont démontré la fréquence de l'infection chez les enfants indigènes. Nous avons nous-même, à Ismaïlia, rencontré des hématozoaires chez les enfants indigènes dans une proportion de 31 p. 100. Il faut donc tenir compte de ces constatations quand il s'agit d'établir un programme général de prophylaxie. La conséquence qui en découle logiquement est la nécessité de séparer le plus possible les Européens des indigènes et d'établir un isolement rigoureux des paludéens.

Mais cette ségrégation est difficilement réalisable. Si certaines villes d'Orient, par exemple, ont des quartiers européens et des quartiers indigènes nettement séparés, les indigènes composent toujours en très grande partie, et souvent en totalité, le personnel domestique des maisons européennes. Et, quand ce personnel rentre chaque soir au quartier indigène pour y passer la nuit, il est difficile de le protéger efficacement.

C'est alors que pourra intervenir utilement la méthode de prophylaxie thérapeutique dont nous allons maintenant parler, et qui, méthodiquement et systématiquement appliquée, pourra rendre les plus grands services et compléter heureusement les bénéfices retirés de la prophylaxie mécanique.

(1) Laveran, *Traité du paludisme*, p. 106.
(2) Nieuwenhuis, *L'impaludisme à Bornéo*, Janus, 1898.
(3) R. Koch, *Deutsche med. Wochenschr.*, 1900.

II. — Prophylaxie spécifique.

De même que la protection mécanique, la *prophylaxie spécifique* ou *thérapeutique* s'adresse également aux individus sains et aux impaludés et devient, de la sorte, *préventive* ou *curative*.

Le spécifique incontestable et incontesté de la malaria est la *quinine*, dont tous les sels, à des degrés divers, ont une action toxique manifeste sur les parasites du paludisme.

1° *Traitement préventif.* — Le rôle préventif de la quinine a été fort bien établi par Laveran (1), et cet auteur, dans un grand nombre de travaux, a noté d'une façon précise les indications et le mode d'administration du médicament. D'abord sous forme de quinquina, ensuite par l'emploi des sels de quinine, la méthode préventive a été depuis fort longtemps employée, puisque Laveran rapporte qu'elle fut déjà utilisée en 1717, au siège de Belgrade, et en 1797, au siège de Mantoue.

Pendant la guerre de Crimée et lors de l'expédition de Chine, en 1859, les médecins anglais firent un usage courant de la quinine. Les médecins américains l'employèrent également à titre préventif pendant la guerre de Sécession. Il en fut de même au cours des expéditions françaises du siècle dernier, pendant lesquelles un grand nombre de médecins de l'armée et de la marine en obtinrent de très bons résultats. Il suffit de citer à ce sujet les observations de Fonssagrives, Rey, Nielly, Colin, Corre, Rochard, Vallin, Sézary, Cornebois, Quennec, Salanoue Ipin, etc. Nous-même, à Ismaïlia, nous avons employé cette méthode avec grand succès.

Laveran, dans sa *Prophylaxie du paludisme*, estime que les méthodes préconisées pour l'administration préventive de la quinine peuvent être ramenées à trois :

---

(1) A. Laveran, *Traité des maladies et epidémies des armées*, 1875. — *Traite des fievres palustres*, 1884. — *Traite du paludisme*, p. 417, 1898. — *Prophylaxie du paludisme*, 1903.

1° Doses faibles, quotidiennes (10 à 25 centigrammes);

2° Doses moyennes, tous les deux ou trois jours (30 à 50 centigrammes);

3° Doses fortes, une ou deux fois par semaine (60 centigrammes à 1 gramme).

Ces trois méthodes ont donné des résultats, et chacune d'elles a ses partisans.

A. Les *doses faibles quotidiennes* ont été employées avec succès par divers auteurs. Durant la guerre de Sécession, c'est à cette méthode que les médecins eurent recours. Jilek de Pola (avec 10 centigrammes); Buchanan, aux Indes (avec 10 à 15 centigrammes); Sézary et Cornebois, en Algérie (15 centigrammes) ; F. di Cavallerleone, en Italie (20 centigrammes); Samuel Logan, dans la Caroline du Sud; Vivie, à Madagascar; Salanoue Ipin, au Soudan français (25 centigrammes), ont eu des succès constants. Le même résultat a été obtenu par W. Mac-Gregor au Lagos. Nous avons nous-même fait, à ce sujet, une expérience démonstrative (1): lors d'importants travaux d'assainissement exécutés dans les marais d'Ismaïlia, nous avons fait distribuer quotidiennement 20 centigrammes de quinine à chacun des hommes composant les équipes de travailleurs ; ces nombreuses équipes travaillèrent plusieurs mois, dévorées par les *Anopheles*, et pas un des ouvriers ne prit la fièvre. Seul, un surveillant européen qui, par fanfaronnade, n'avait pas voulu se soumettre au régime commun, fut atteint d'accès de malaria bien caractérisés. A la même époque, une compagnie particulière qui exécutait dans la même région des travaux de dragage sur le canal Abbassieh, et qui ne prenait pas les mêmes précautions, vit ses équipes littéralement fondre sous les atteintes de la malaria, et de malaria bien confirmée, puisque tous ses malades passèrent par notre laboratoire, où le sang de chacun d'eux fut examiné.

Ces deux observations simultanées nous paraissent

---

(1) A. Pressat, *Presse medicale*, 30 juillet 1904.

démonstratives de la valeur qu'il faut accorder à la prophylaxie quinique, même à faibles doses. Cependant certains
auteurs, parmi lesquels Burot et Legrand, Debrie (à Madagascar), Marchoux, Grimaud (au Sénégal), La Carrière (en
Corse), n'ont eu, avec cette méthode, que des résultats
presque négatifs. Bien qu'on ait dit que les doses de quinine
devaient varier avec les latitudes, il ne peut pas y avoir là
une raison de l'échec de ces auteurs, puisque d'autres, que
nous avons cités au début de ce paragraphe, ont obtenu
d'excellents résultats, dans les mêmes régions, avec les
mêmes doses. Peut-être y a-t-il une différence de technique
dans l'administration du médicament, ou des degrés divers
d'efficacité suivant le sel de quinine employé. Cependant,
quel qu'il soit, nous pensons que la dose de 20 centigrammes
doit être, pour l'adulte, la dose quotidienne minima.

B. Les *doses moyennes discontinues*, de 30 à 50 centigrammes tous les deux ou trois jours, ont presque toujours
donné de bons résultats. En Algérie, en Tunisie, à Madagascar, au Tonkin, cette méthode a donné des succès entre
les mains de Chaudoye, de Quennec, d'Abbatucci.

En Italie, Celli l'a appliquée, concurremment avec la
méthode des doses quotidiennes, à 3,055 personnes, sur
lesquelles 235 seulement eurent des atteintes de malaria primitive ou récidivée. La moyenne générale de la morbidité fut
ainsi abaissée de 82 p. 100 (Vigasio), 84 p. 100 (Grosseto),
à 7,7 p. 100. Les doses de quinine administrées étaient de
2 grammes par semaine pour les adultes, 1 gramme pour
les enfants, soit en doses continues de 20 à 40 centigrammes par jour, soit en doses espacées de 1 gramme
(50 centigrammes pour les enfants), deux fois par semaine.

Ross, qui est partisan des doses quotidiennes (25 centigrammes), conseille de doubler cette dose deux fois par
semaine. Battesti emploie avec succès, en Corse, la dose de
50 centigrammes tous les deux jours.

C. Les *doses fortes hebdomadaires* ou *bi-hebdomadaires*,
de 60 centigrammes à 1 gramme, ont été surtout préconisées

et mises à la mode par Koch, qui en a obtenu de réels succès aux Indes néerlandaises et sur la côte orientale d'Afrique. Avant lui, Vallin, Grœsser, Stendel, Tournier, avaient employé les doses fortes avec de bons résultats. Mais c'est Koch qui a pour ainsi dire codifié cette méthode. Au début, il administrait 1 gramme de quinine tous les sept jours ; puis il est arrivé à en donner 1 gramme, deux jours de suite, tous les dix ou onze jours.

Cette méthode a donné des succès à Ruge, à Zanzibar, à Ollwig, dans l'Afrique orientale allemande, à Van Campenhout et à Dryepondt, au Congo belge.

En Italie, elle a permis à Mariotti-Bianchi de ramener de 80 p. 100 à 4,97 p. 100 la proportion des fiévreux dans la population de Talamone. Nous l'avons vu méthodiquement appliquer, sous l'inspiration de Gosio, dans la maremme Grossetane (environs de Grosseto, Istia, Montepescari), à raison de 2 grammes de quinine pendant deux jours consécutifs, chaque semaine, et nous avons pu en constater les résultats, qui ressortent, d'ailleurs, des chiffres suivants :

Habitants des environs de Grosseto, sans protection mécanique ni spécifique : Malades.......................... 84,18 p. 100.
Habitants protégés mécaniquement, mais ne prenant pas de quinine : Malades................................... 44,11 —
Habitants protégés mécaniquement et prenant de la quinine : Malades................................ .... 16,29 —
Habitants prenant de la quinine, sans protection mécanique : Malades............. .... 13,37 —

Ces chiffres sont éloquents et sembleraient même indiquer la supériorité de la quininisation à fortes doses sur tous les autres modes de prophylaxie. Postempski, avec la Croix-Rouge italienne, et Michon, en Corse, ont obtenu des résultats analogues.

Est-ce à dire que la méthode des doses massives éloignées constitue le mode de prophylaxie idéal ? Nous ne le croyons pas, et nous déclarons très nettement que, si elle possède une action *curative* efficace, cette action ne peut être, à notre avis, véritablement *préventive*, puisqu'elle laisse à l'infection le temps de se produire. En effet, les travaux de Binz, de Kerner, de Lepidi-Chioti, de Baccelli, nous ont instruits sur la rapidité d'absorption de la quinine par l'économie, et nous savons qu'elle apparaît dans l'urine 15 à 17' après l'ingestion, 20 à 25' après introduction par la voie rectale, 10 à 15' après injection hypodermique, 10' après injection intra-veineuse.

D'autre part, d'après Kerner, toute la quinine absorbée est éliminée au bout de trente-six ou quarante-huit heures. D'après Manquat, cette élimination serait plus rapide encore.

En nous basant sur ces données, nous sommes amené à constater que, dans la méthode de Koch, l'organisme reste, avec son premier procédé cinq jours, avec le second neuf jours, sans défense. C'est plus qu'il n'en faut pour que l'infection se produise et pour que le rôle de la méthode devienne franchement curatif, en jugulant l'hématozoaire au cours de son évolution, et non pas préventif, en préparant un terrain impropre à sa culture.

Car l'action de la quinine préventive doit être justement de déterminer dans l'économie une sorte de mithridatisation rendant impossible le développement des sporozoïtes dès leur introduction dans l'organisme. Et c'est, en effet, ce qui se produit avec la méthode des doses faibles continues ou des doses moyennes discontinues à court intervalle.

A côté des succès obtenus par la méthode de Koch, et que nous avons mentionnés plus haut, se placent des insuccès manifestes. C'est ainsi que Ed. et Ét. Sergent (1) signalent les échecs qu'ils ont subis en Vendée avec ce procédé, qui leur a donné des résultats très inférieurs à ceux qu'ils avaient obtenus en Algérie avec la protection mécanique et le pétrolage des gîtes à larves.

Pour notre part, nous avons observé un cas d'insuccès bien typique pendant notre séjour en Italie : c'est celui d'un jeune confrère d'Istia qui s'était strictement et scrupuleu-

---

(1) Ed. et Ét. Sergent, *Annales de l'Institut Pasteur*, février 1904.

sement soumis à la méthode de Koch, et qui fut pris d'un violent accès de malaria de première invasion.

Enfin la méthode des doses massives peut avoir des inconvénients; des prises de 1 gramme de quinine déterminent souvent des troubles gastriques et nerveux, des bourdonnements, de l'ivresse quinique, qui causent aux patients une véritable incapacité de travail. Or, comme le dit très justement Laveran, « les individus qui prennent de « la quinine préventivement ne sont pas des malades ; ils « doivent pouvoir vaquer à leurs occupations habituelles « sans éprouver aucun trouble diminuant leur capacité de « travail ».

Modes d'administration de la quinine. — La quinine peut être administrée sous toutes ses formes ; mais les sels les plus employés sont les sulfates, les chlorhydrates, les chlorhydro-sulfates, les bromhydrates, les valérianates, etc.

Le sulfate a une grande qualité, c'est la modicité de son prix. Mais il a de nombreux défauts : sa faible teneur en alcaloïde (74,31 p. 100, le sulfate basique ; 59,12 p. 100, le sulfate neutre) ; son manque de solubilité (1 p. 581) ; son action irritative sur les voies digestives.

Les chlorhydrates sont les plus communément employés, à cause de leur grande solubilité, de leur digestibilité et de leur forte teneur en alcaloïde (81 p. 100).

Quel que soit le sel adopté, le mode d'administration sous forme de cachets ou de tablettes devra être préféré à tous les autres, car les solutions sont désagréables au goût et fatiguent l'estomac, et les pilules sont d'une conservation difficile et d'une efficacité souvent moindre, parce qu'elles ne se dissolvent pas toujours complètement dans le tube digestif.

On a cherché des succédanés à la quinine (chlorhydrate de phénocolle, bleu de méthylène, etc.), mais sans grand succès jusqu'à présent. La seule substance qui ait rendu des services dans le traitement du paludisme, et surtout des anémies et des cachexies palustres, est l'arsenic.

La forme la plus récente, l'*arrhénal*, ou méthylarsinate disodique, a donné d'excellents résultats à Gautier, Bucquoy, Fontoynont et Billet. Nous l'avons nous-même beaucoup employé, et nous devons dire qu'il a rendu de grands services à nos malades ; mais jamais il ne nous a paru devoir être substitué à la quinine, qui demeure le véritable spécifique de la malaria. Où l'arrhénal nous a donné des résultats tout à fait remarquables, c'est quand nous l'avons associé à la quinine et au fer pour combattre les manifestations chroniques du paludisme, dans lesquelles la quinine seule semblait avoir épuisé son action. Nous avons, dans ces cas, fait usage des pilules suivantes :

Arrhénal......................	0,01 centigramme.
Lactate de fer.................	0,05 —
Bichlorhydrate de quinine.......	0,10 —
Extrait de gentiane......... ...	
Poudre de centaurée............	Q. S. pour enrober.
— de cannelle.......	

Ces pilules, à la dose de deux à cinq par jour, avec des repos tous les cinq jours, nous ont quelquefois donné des succès inattendus.

On vient de voir que la méthode de la quinine préventive offre des avantages considérables. Elle devra donc être instituée, d'une façon systématique, dans tous les milieux malariens, et poursuivie avec une grande persévérance. Il faut, en effet, qu'elle soit constante, pendant toute la durée de la saison dangereuse et même au delà, sous peine de devenir inefficace.

Nous l'avons appliquée, à Ismaïlia, dès le mois de février 1902, à tout le personnel de la Compagnie du Canal de Suez, qui en a retiré un grand bénéfice.

Sans doute il n'est pas toujours possible de la rendre obligatoire, comme nous avons pu le faire, mais il est tout à fait désirable qu'on arrive, par tous les moyens de persuasion dont on dispose, à la faire accepter bénévolement. Une réforme nettement indiquée est celle qui consiste à abaisser le prix de vente de la quinine au détail. En Italie, où la lutte contre la malaria est devenue une question d'économie politique de très grande importance, on a institué ce qu'on appelle la *quinine d'État*. C'est-à-dire qu'une loi du 23 décembre 1900 autorise le ministre des Finances à vendre au public le chlorhydrate et le sulfate de quinine par l'intermédiaire des pharmaciens ou de débitants spéciaux (bureaux de tabac, etc.) à des prix abordables à tous. Ces sels de quinine sont vendus sous forme de tablettes de 20 centigrammes, dans des tubes contenant 10 tablettes ; chaque tube doit être livré au public au prix de 40 centimes pour le chlorhydrate, de 32 centimes pour le sulfate.

Une autre loi du 2 novembre 1901 prescrit que la quinine doit être délivrée gratuitement aux ouvriers, dans les régions malariques, et met la dépense à la charge des patrons. D'autre part, les médecins provinciaux en sont pourvus par les soins de l'État et l'administrent gratuitement à leurs malades, ou la font délivrer aux indigents par les municipalités. Tous les employés de l'État habitant des régions palustres reçoivent gratuitement de la quinine. Enfin les cas de mort par accès pernicieux sont assimilés aux accidents du travail, et la famille a droit à une indemnité quand l'ouvrier n'a pas été protégé par la quinine.

Nous ne saurions trop louer l'intéressante initiative du gouvernement italien, et nous nous associons très vivement à la proposition du professeur Laveran, qui a fait voter par l'Académie de Médecine, dans sa séance du 24 décembre 1901, le vœu suivant : « L'Académie, considérant que l'usage de la quinine a pris une importance aussi grande pour la prophylaxie que pour le traitement des fièvres palustres, émet le vœu que la vente des principaux sels de quinine soit soumise, dans toutes les régions palustres de France, de la Corse et dans nos colonies, à une législation spéciale qui permette aux plus pauvres de se procurer partout de la quinine de bonne qualité et à bon marché, comme cela a lieu en Italie. »

2° *Traitement curatif*. — C'est le corollaire indispensable du traitement préventif. Il est évident que, dans une région à moustiques, les individus en puissance de paludisme constituent le gros danger ; et il ne suffit pas de les isoler pour les rendre inoffensifs, il faut encore les traiter énergiquement, de façon que les moustiques qui viendraient à les piquer ne puissent trouver dans leur sang aucun germe malarigène transmissible.

Le traitement du paludisme est connu, et nous n'insisterons pas sur les détails de sa thérapeutique, qui nous entraîneraient hors du cadre de cet ouvrage. C'est encore la quinine qui fait les frais du traitement ; mais son mode d'administration varie suivant les auteurs, et il n'est pas inutile de rappeler ici quels sont les procédés les plus employés, car nous estimons que, dès qu'on a réussi à juguler les premiers accès, le traitement, tout en restant curatif du cas donné, redevient préventif en ce qui regarde les récidives et le danger de transmission.

Sans nous arrêter, donc, à la thérapeutique spéciale à chaque forme clinique, disons que, d'une façon générale, l'indication capitale nous paraît être de traiter énergiquement le premier accès déclaré. Il faut « couper la fièvre », mais ne pas en demeurer là et chercher, par tous les moyens, à éviter une rechute, et nous pensons, pour notre part, *qu'un accès de fièvre doit être soigné pendant quatre mois consécutifs*. C'est la pratique que nous avons personnellement observée pour des cas de première invasion, et qui nous a donné d'excellents résultats. Nous possédons trois observations, suivies quotidiennement pendant plus de quatre mois et dans lesquelles le premier accès, dûment diagnostiqué par l'examen du sang, n'a été suivi d'aucun autre. Nous administrons la quinine de la façon suivante : 75 centigrammes à 1 gramme par jour pendant la première semaine, en deux doses ; 60 à 75 centigrammes tous les deux jours, en deux fois, pendant la deuxième semaine ; 50 à 60 centigrammes tous les trois jours, en deux fois,

pendant la troisième semaine ; 50 centigrammes en deux
fois, tous les quatre jours, pendant la quatrième semaine.
Durant le deuxième mois, 50 centigrammes en deux doses,
deux fois par semaine. Pendant le troisième et le quatrième
mois, nous avons recours à la combinaison de quinine, fer
et arrhénal, indiquée plus haut, en administrant deux à
cinq pilules par jour, en plusieurs fois, pendant cinq jours,
avec cinq jours de repos. L'action du fer et surtout de
l'arrhénal au point de vue de la rénovation des globules
rouges et de l'hémoglobine a été clairement démontrée par
Billet (1), qui la considère comme souveraine.

Gosio administre la quinine à raison de 1 gramme tous
les cinq jours pendant le premier mois, et 1 gramme tous
les huit jours pendant le second.

Ziemann, après la cure des premiers accès, donne
1 gramme pendant trois jours consécutifs, et 50 centigrammes tous les deux jours pendant le premier mois,
puis tous les quatre jours pendant le second.

Celli administre la quinine à raison de 1 gramme à
1^{gr},50 tous les jours, au début, puis tous les deux jours,
tous les quatre à six jours, tous les huit jours, concurremment avec un traitement ferro-arsenical.

Ross donne la quinine tous les jours, pendant trois mois,
à doses décroissantes allant de 1 gramme à 25 centigrammes,
et, pendant le quatrième mois, une dose hebdomadaire de
50 centigrammes avec une ou deux prises intermédiaires
de 25 centigrammes.

Il est évident que toutes ces méthodes générales peuvent
être modifiées suivant le type clinique auquel on s'adresse.
Mais, en principe, et en pratique, il faut poursuivre le plus
longtemps possible le traitement curatif de façon à le
rendre en même temps préventif pour l'individu lui-même
et pour les collectivités.

A ce point de vue, on devra instituer méthodiquement

---

(1) Billet, *Soc. de thérap.*, 11 juin 1902. — *Rev. de méd.*, 1902, p. 1019.

la *cure préépidémique*, c'est-à-dire que, peu de temps avant le saison épidémique ou l'époque ordinaire à laquelle apparaissent les premiers cas de paludisme dans une région donnée, on devra commencer systématiquement le traitement préventif de tous les individus qui auront été précédemment impaludés. Il est, en effet, tout à fait inutile, et il est même dangereux d'attendre l'éclosion des premiers cas pour instituer la prophylaxie.

A ce propos, on devra se souvenir de la fréquence du paludisme chez les enfants, surtout indigènes, paludisme qui peut passer inaperçu parce qu'il ne présente souvent aucune manifestation clinique évidente, et qui n'est révélé que par une splénomégalie qu'il faut chercher, ou par l'hématoscopie. Les enfants indigènes sont donc un danger permanent qu'il ne faut pas perdre de vue, et c'est à eux surtout que devra s'adresser le traitement préépidémique. Les adultes, de leur côté, présentent souvent des formes de paludisme ambulatoire (Gosio), qu'il sera bon de rechercher : ils peuvent, en effet, prendre prétexte de leur apparence de santé pour refuser de se soumettre à la cure préépidémique et créer ainsi un danger permanent.

L'IMMUNITÉ DANS LA MALARIA. — Une question fort débattue est celle qui a trait à l'immunité dans la malaria. On a cité, à ce propos, l'immunité particulière des nègres. Mais, de toutes les recherches qui ont été entreprises à ce sujet, il ressort que cette résistance des nègres au paludisme n'est acquise qu'à un certain âge et, par conséquent, relative. De plus, elle n'est pas constante.

On a également constaté, chez les Européens, une sorte d'immunité acquise à la suite d'une première atteinte de paludisme, mais seulement chez ceux qui, après être arrivés rapidement à une cachexie profonde, ont réussi à en triompher. Billet pense que cette immunisation dépend surtout de la leucocytose. Dans le paludisme, en effet, on constate avant, pendant et après l'accès, une hyperleucocytose mononucléaire, qui est, d'ailleurs, grandement favorisée

par la quinine. Il en résulte que la quinine joue le double
rôle de parasiticide et de leucocytogène, et que tous les
moyens qui arriveront à créer dans l'organisme cette hyperleucocytose permanente seront facteurs de l'immunisation.

En résumé, nous ne pouvons pas dire qu'il existe une
immunité véritable contre le paludisme, mais nous possédons, avec la quinine, une arme merveilleuse contre
l'infection, et nous pouvons, à l'aide de ce précieux médicament, déterminer chez l'homme une immunité momentanée, appelée à rendre des services considérables.

III. — Prophylaxie agronomique.

Nous comprendrons, sous la dénomination de *prophylaxie
agronomique*, toute la contribution que l'agriculture et le
génie rural peuvent apporter à la prophylaxie générale du
paludisme. Son rôle, qui est le premier en date, est encore
considérable.

Il y a des siècles que l'agronomie fut, pour la première
fois, appliquée d'une façon empirique à la lutte contre le
paludisme, et, pendant des siècles, elle demeura le seul
moyen efficace. Son efficacité n'a pas diminué, mais, aujour-
d'hui que nous raisonnons son action, nous pouvons la diriger avec plus de méthode et de précision et, partant, avec
plus de bénéfice.

Nous connaissons le but à atteindre : supprimer les eaux
stagnantes, assécher le sol. Nous ne dirons que quelques
mots des différentes opérations qui concourent à ce résultat
et qui sont d'une pratique courante.

1° *Suppression des eaux stagnantes.* — Le *comblement* des
mares et marais, quand il est facilement applicable, est le
procédé de choix. Aucun autre moyen ne lui est supérieur,
puisqu'il détruit radicalement le foyer (si on peut ainsi
appeler une collection d'eau), d'où va rayonner l'agent pro-

pagateur du paludisme. Mais son application peut rencontrer des difficultés telles qu'elles obligent à l'abandonner. C'est le cas lorsque les terrains de remblai sont rares et d'un transport difficile et onéreux. Sir William Mac-Gregor, gouverneur du Lagos, nous disait un jour qu'il fut obligé de renoncer à cette méthode parce qu'il devait envoyer prendre à 50 kilomètres le sable nécessaire au comblement de certaines régions de son gouvernement.

L'*épuisement* par des machines élévatoires ne nous paraît avoir qu'une valeur relative. Si on épuise pour combler ensuite, l'opération rentre dans le cadre de la précédente ; mais, si on épuise d'une façon continue, il n'y a jamais assèchement parfait, et nous donnons dans ce cas, au point de vue qui nous occupe, la préférence au pétrolage.

Le *colmatage*, ou dérivation dans un terrain marécageux des cours d'eaux chargés d'alluvions qui s'y déposent, est un procédé recommandable, mais d'une lenteur désespérante. Sous la conduite aimable du chevalier Botto, ingénieur en chef du génie civil, nous avons visité les travaux de dérivation du fleuve Ombrone et parcouru dans tous les sens les marais de Piombino ; nous avons pu admirer la science et la méthode avec lesquelles ces importants travaux de *bonification*, comme on les nomme en Italie, sont conduits depuis tant d'années ; mais notre surprise a été grande à la constatation du faible résultat pratique de tant d'efforts. On ne s'en étonnera pas si l'on songe que, là où il y a des mètres de profondeur à combler, les travaux de dérivation de toute une année ne donnent que quelques centimètres de colmatage.

Cependant on a déjà obtenu dans les maremmes quelques résultats appréciables, puisque certains terrains marécageux, confiés par les propriétaires aux entreprises du gouvernement ou expropriés par l'État, sont déjà utilement livrés à la culture.

2° *Dérivation des eaux stagnantes.* — Le *drainage* est un des meilleurs procédés d'assainissement : il remplit le but que la prophylaxie se propose, à la condition d'être exécuté d'une façon très méthodique, et il doit être soumis à une surveillance incessante pour ne pas devenir dangereux et constituer une arme à double tranchant. Le drainage souterrain au moyen de drains ou tuyaux n'offre aucun danger tant que l'appareil demeure suffisamment perméable ; mais, s'il se produit des engorgements et des ruptures, l'eau d'infiltration ne tarde pas à sourdre et à déterminer ces petites mares si favorables à la ponte des *Anopheles* et, par conséquent, si dangereuses. Le drainage à ciel ouvert, de son côté, peut offrir les mêmes inconvénients si l'eau des tranchées n'est pas constamment courante. Il suffit, parfois, d'un éboulis de peu d'importance, qui a passé inaperçu, pour entraver le cours des rigoles et déterminer la stagnation de l'eau : or *la stagnation de l'eau doit être évitée à tout prix.*

Il sera donc bon d'organiser le drainage de façon à pouvoir y établir des chasses d'eau fréquentes, quand la chose sera possible, et, dans tous les cas, de surveiller les drains, de les curer fréquemment pour y maintenir la pente suffisante et détruire les bouquets d'herbes et de joncs dont la croissance rapide a vite fait de ralentir et d'arrêter le cours de l'eau.

La culture des terrains colmatés ou comblés complète heureusement l'assainissement. Les plantations, en particulier celles des différentes variétés d'*eucalyptus*, contribuent puissamment à l'assèchement du sol. Longtemps l'*eucalyptus* a passé pour avoir des propriétés malarifuges, puis culicifuges. Il n'en est rien ; nous savons au contraire que les moustiques choisissent volontiers les feuilles de l'*eucalyptus* pour s'y abriter du vent. La vérité est que cet arbre croît avec une rapidité prodigieuse et que, pour faire les frais de cette croissance rapide, il emprunte au sol une quantité d'eau considérable ; suivant l'heureuse expression de Rey : *il boit le marais.*

Toutes les plantations qui concourent au même but, la déshydratation du sol, doivent donc être encouragées, car elles seront d'un grand secours dans les régions marécageuses.

En résumé, les principaux moyens prophylactiques que nous venons de passer en revue devront être appliqués aux cas particuliers, suivant les circonstances, et, le plus souvent, les différents procédés ci-dessus exposés devront être mis en pratique *en même temps*, c'est-à-dire que la prophylaxie antimalarique devra constituer une méthode générale dont les différents modes seront exécutés concurremment et parallèlement.

Le tableau synthétique suivant peut servir à schématiser ces différentes opérations :

Principaux moyens de prophylaxie antimalarique.

I. — PROPHYLAXIE CULICIFUGE.

1° Prophylaxie offensive.
- *A*. Destruction des larves (substances chimiques, huiles, pétrole).
- *B*. Destruction des moustiques (odeurs, essences, fumées, gaz).

2° Prophylaxie défensive.
- *A*. Protection mécanique individuelle (moustiquaires, voiles, masques, gants).
- *B*. Protection mécanique collective (réseaux métalliques).
- *C*. Isolement, segrégation.

II. — PROPHYLAXIE SPECIFIQUE (quinine).

1° Traitement préventif (des individus indemnes).
- *A*. Doses faibles (10 à 25 centigrammes tous les deux jours).
- *B*. Doses moyennes (30 à 50 centigrammes tous les deux à cinq jours).
- *C*. Doses fortes (60 centigrammes à 1 gramme, une ou deux fois par semaine).

2° Traitement curatif (des impaludés).
- *A*. Traitement endémo-épidémique.
- *B*. Traitement préépidémique.

III. — PROPHYLAXIE AGRONOMIQUE.

1° Suppression des eaux stagnantes.
- *A*. Comblement
- *B*. Épuisement mécanique.
- *C*. Colmatage.

2° Dérivation des eaux stagnantes.
- *A*. Drainage.
- *B*. Culture, plantations.

CHAPITRE VI

L'EXPÉRIENCE D'ISMAÏLIA

I. — Historique.

L'histoire de la ville d'Ismaïlia constitue, au point de vue du paludisme et de sa prophylaxie, un document d'un rare intérêt. Il est particulièrement curieux, en effet, de trouver synthétisées, dans ce petit coin du désert, toutes les conditions qui président à l'apparition et à la disparition de la malaria, telles que nous les avons résumées dans les chapitres précédents, et de suivre, pour ainsi dire au jour le jour, toutes les étapes de l'invasion et de la retraite de l'épidémie.

Lors du creusement du canal de Suez, M. de Lesseps choisit au bord du lac Timsah, à mi-chemin entre Suez et Port-Saïd, l'emplacement où il rêvait d'édifier la capitale de l'isthme. Et ce rêve était fait, vraiment, pour tenter ce génial cerveau, car nul site au monde n'offrait à la fois plus d'orientale poésie et plus de sécurité hygiénique : d'un côté, un lac délicieux, perpétuel miroir du soleil, formé par la réunion des eaux de la mer Rouge et de la Méditerranée ; de l'autre côté, et tout autour, le désert absolu, total, infini. Comment ne pas être enthousiasmé par l'idée de vivre et de créer de la vie dans ce lieu placé sous les auspices des deux grandes sources de pureté du monde : la mer et le désert !

Et la ville surgit. Dès le début, elle réalisa les espérances de son créateur : ce fut un séjour enchanteur. Son dévelop-

pement se fit normalement, progressivement, et tout permettait d'avoir foi en son avenir, lorsque, brutalement, la
ruine survint.

En 1877, pour alimenter d'eau douce la ville, aux besoins
de laquelle ne suffisait plus la primitive rigole amenant
l'eau du Nil, on creusa un large canal d'alimentation venant
du Caire, et ayant 13 mètres de largeur au plafond (1).
Aussitôt Ismailia devint une verte oasis; à l'insuffisance
d'eau douce succéda l'excès, et le trop-plein, de toutes parts
canalisé, vint féconder le sable, qui s'émailla de jardins, de
squares, de bosquets. La ville fleurit, mais en même temps
fleurit la fièvre.

Et ce fut, pour la cité verte, la rapide déchéance. Tous les
habitants qui purent fuir désertèrent la ville malade; seuls
restèrent ceux que leur grandeur, ou leurs fonctions, atta-
chaient au malsain rivage : « Ils n'en mouraient pas tous, mais
tous étaient frappés. » Le tribunal s'exila à Mansourah. La ville
déchue, la ville morte, eut vite fait d'acquérir une si
triste réputation que les touristes évitaient d'y séjourner
et même de la traverser. Ismailia, qu'il fut plusieurs fois
question d'abandonner, mourait lentement de la malaria.
Récemment encore, en 1901, M. J.-Charles Roux écrivait
d'elle : « Ismailia, sur laquelle on avait fondé, au début de
l'entreprise, de grandes espérances, comme port central,
ne les a pas réalisées, et je crois qu'elle est appelée plutôt
à décroître qu'à grandir. Le commerce y est nul, et le mouvement maritime se borne à quelques barques venant par
le canal Ismailieh. On y a maintenu le centre de notre
organisation administrative; mais les ateliers de réparations
eux-mêmes disparaîtront peu à peu, pour être concentrés à
Port-Saïd. Ismaïlia vit surtout par le souvenir... (2). » Dans
la bouche d'un homme qui sait la valeur des mots, les
paroles qu'on vient de lire nous paraissent pouvoir passer
pour une condamnation définitive.

(1) Voisin Bey, *Le canal de Suez*, t. IV.
(2) J.-Charles Roux, *L'isthme et le canal de Suez*, Paris, 1901.

De son côté, le *Nouveau Larousse illustré* s'exprime ainsi, à l'article ISMAÏLIA : « Ville d'Égypte, au centre de l'isthme de Suez, chef-lieu d'un des trois districts de l'isthme, sur la rive septentrionale du lac Timsah ; 4 000 habitants environ. Le site est insalubre ; l'eau potable manque ; ces raisons sont cause de la décadence d'Ismaïlia, qui, fondée en 1863, fut très prospère pendant le percement du canal, et dont le port de transit et de garage, au milieu du canal, est aujourd'hui la seule raison d'être. » Nous pensons qu'il est inutile de multiplier les citations et que celles-là suffisent pour montrer à quel degré de déchéance était tombée la ville, si florissante à ses débuts.

Au point de vue de l'hygiène et de la prophylaxie, rien n'est donc plus intéressant que l'histoire d'Ismaïlia, qui est tout entière celle du paludisme : *un coin de désert aride dans lequel on amène de l'eau douce en excès, explosion brusque de l'épidémie malarique ; campagne de prophylaxie méthodique, disparition totale du paludisme.*

Nous allons brièvement résumer cette histoire en insistant sur les points qui nous paraissent devoir être mis plus particulièrement en lumière.

A. ÉTIOLOGIE DU PALUDISME A ISMAÏLIA. — Nous venons de voir qu'après une période de santé, de salubrité parfaites, Ismaïlia subit tout à coup la brusque étreinte de la fièvre. Quelle en fut l'étiologie ? Elle apparaît simple et logique comme une expérience de laboratoire, et nous allons en rappeler les phases, telles que nous les avons antérieurement établies (1).

Dans les précédents chapitres, nous avons vu à quelle formule se réduit toute l'étiologie du paludisme : 1° un *moustique* ; 2° un *paludéen*. D'autre part, nous savons qu'il faut au moustique de *l'eau douce* pour se reproduire. Chaque fois que ces conditions essentielles seront réunies, une épidémie de paludisme éclatera. Dans cette proposition,

_____

(1) A. Pressat, *Ier Congrès égyptien de médecine*, Le Caire, décembre 1902.

le mot *moustique* est, bien entendu, synonyme d'*Anopheles*.

Or que s'est-il produit à Ismaïlia? Lorsqu'en 1877 le canal Ismaïlieh, de 13 mètres de plafond, remplaça la primitive rigole d'alimentation, le débit d'eau douce fut considérablement augmenté. Des béliers hydrauliques, établis à l'entrée de la ville, permirent de canaliser l'eau et de la distribuer largement à toutes les habitations. Le sable du désert, si fécond dès qu'on l'arrose, fleurit comme par miracle et se couvrit de jardins, de squares et de potagers. Ce fut une débauche d'arrosage telle que l'eau, filtrant rapidement à travers le sable, vint former une nappe souterraine, qui profita de toutes les déclivités de terrain, de tous les creux, de tous les trous pour venir sourdre en petites flaques aux alentours de la ville. D'autre part, le nouveau canal Ismaïlieh, dont l'étiage moyen était maintenant de 2 mètres et subissait l'influence de la crue du Nil, laissait ses eaux s'infiltrer à travers ses berges de sable encore insuffisamment colmatées. Ces infiltrations contribuèrent à la formation de ces petites nappes surgissant autour de la ville dans les terrains bas. Et *voilà l'eau douce* nécessaire au moustique pour se reproduire. Celui-ci pouvait venir, son gîte était prêt.

Il vint, en effet. Mais d'où vint-il? Il est difficile de le préciser nettement, et nous ne pouvons faire à ce sujet que des hypothèses, car on était si loin, à ce moment-là, de prévoir la théorie anophélienne du paludisme qu'il ne vint à l'idée de personne de recueillir des moustiques et d'en déterminer l'espèce. Cette détermination nous fournirait actuellement un document précieux pour l'établissement de cette phase étiologique, puisque, sachant où sont localisées les principales espèces d'*Anopheles*, nous saurions par là même d'où venaient les premiers qui parurent à Ismaïlia.

Quoi qu'il en soit, si nous en sommes réduit aux conjectures pour la détermination du lieu d'origine des premiers *Anopheles* apparus à Ismaïlia, nous n'avons que l'embarras du choix. Ils ont pu venir d'Europe, en particulier d'Italie et

de Grèce (où nous avons vu qu'il en existe de nombreuses
espèces), à bord des navires transitant le canal maritime;
de même, ils ont pu être apportés de l'Inde et de l'Extrême-
Orient par la même voie et se répandre d'autant plus facilement à Ismaïlia qu'à cette époque les navires, n'étant pas
munis de projecteurs électriques, n'étaient pas admis à navi-
guer la nuit dans le canal et devaient se garer à la tombée
du jour. La plupart d'entre eux venaient justement mouil-
ler dans le lac Timsah, aux portes de la ville, et les moustiques qu'ils avaient à bord pouvaient facilement gagner
les habitations, soit au vol, soit en prenant passage sur les
bateaux-pilotes de la Compagnie du Canal, qui assurent le
service permanent de l'échange des pilotes et du débarque-
ment des passagers.

Mais nous avons tout lieu de croire que les *Anopheles*
d'Ismaïlia avaient une origine plus proche, et nous appuyons
cette opinion sur la détermination des espèces qui y exis-
taient récemment encore. Ce sont, comme nous l'avons dit
précédemment, *A. Pharoensis*, *A. Chaudoyei*, *A. subtilis*, tous
moustiques essentiellement africains. Et nous pensons
qu'ils sont venus de l'intérieur par le canal d'eau douce, sur
les barques arabes qui, du Caire, apportaient des marchan-
dises à Ismaïlia. C'est la voie la plus probable. Mais il a
pu en venir également à la suite des caravanes et, plus tard,
par le chemin de fer du Caire à Ismaïlia. Nous avons vu
que les moustiques se disséminent fréquemment par ce
mode de locomotion passive. Quel que soit, d'ailleurs, le
chemin suivi, le fait essentiel, et malheureux, c'est qu'ils
vinrent et que leur venue coïncide à peu près, dans les sou-
venirs des vieux habitants de l'isthme que nous avons inter-
rogés, avec l'élargissement du canal d'eau douce. Et *voilà
le moustique* nécessaire à la propagation du paludisme.

Reste le dernier terme de la chaîne étiologique, le paludéen. Parmi tous les ouvriers employés aux travaux du
canal, le moustique n'avait pas besoin de choisir et pouvait
piquer au hasard avec une égale chance de rencontrer des

Hématozoaires dans le sang de sa victime. Ce personnel ouvrier était, en effet, composé d'Européens et d'indigènes en grande partie suspects au point de vue malarique. Les Européens étaient surtout des Grecs et des Italiens, et nous savons que les uns et les autres, les derniers surtout, originaires d'un pays dévasté par la malaria, avaient tous plus ou moins souffert d'atteintes antérieures de paludisme. D'autre part, nous avons déjà vu combien il est fréquent de rencontrer dans le sang des indigènes des Hématozoaires pour ainsi dire latents, car leur présence n'est souvent révélée par aucun symptôme clinique apparent et pourrait passer inaperçue sans l'aide du microscope, qui, seul, permet de la déceler. Or les indigènes composant les équipes étaient nombreux et d'origine très diverse ; il en était venu de la Basse et de la Haute Égypte, de la Nubie, du Soudan égyptien, du Darfour et d'Abyssinie, contrées dans lesquelles se rencontrent de nombreuses localités manifestement paludéennes. On conviendra qu'au milieu de cette population hétérogène, originaire de divers pays à malaria, il se trouvait assez d'individus infectés pour permettre la diffusion du parasite malarigène. Et *voilà le paludéen*, porteur du germe morbide, nécessaire à l'éclosion de l'épidémie.

B. Statistique. — Cette épidémie se produisit, comme nous l'avons dit, en 1877. Dès qu'elle fut confirmée, on en chercha l'origine, dont la vieille théorie miasmatique fit naturellement tous les frais, car rien à cette époque n'en pouvait faire soupçonner l'étiologie.

A la fin de l'année 1877, on avait déjà constaté cliniquement 300 cas de paludisme sur le personnel de la Compagnie du Canal. L'année suivante, ce nombre montait à 400, et à 500 un an plus tard. Puis, après une légère détente, l'ascension de la courbe reprenait brusquement pour arriver à 2 300 cas en 1886 et à 2 500 en 1891 (Voir fig. 7).

L'Administration du canal de Suez s'émut, et la lutte contre le paludisme devint une de ses incessantes préoccupations. Tout ce qu'il était humainement possible de faire pour protéger son personnel, elle le fit ; elle y dépensa l'argent sans compter, avec une prodigalité à laquelle sa richesse et sa générosité ne fixaient pas de bornes. Rien n'y fit. Le fléau dura vingt-cinq ans.

Pourtant rien ne fut épargné pour assainir la ville. Des travaux considérables furent exécutés à grands frais; on combla de vastes marais, qui, vraisemblablement, ne présentaient aucun danger, situés aux environs d'Ismaïlia ; on entreprit des drainages, des plantations, principalement d'eucalyptus ; on fit des recherches et des travaux sur la nature du sol et du sous-sol, sur l'état de l'atmosphère ; on créa un service météorologique chargé de contrôler la température, la direction des vents, l'état hygrométrique de l'air, dans l'espoir d'y trouver des rapports avec les fluctuations de l'endémie (1). On édifia un vaste hôpital. On prit, à l'égard des malades, des mesures d'un très large libéralisme : tous les employés et ouvriers de la compagnie et leurs familles eurent droit non seulement aux soins médicaux gratuits, mais encore à leur solde entière pendant toute la durée de leur maladie, et ils reçurent gratuitement les médicaments. Les familles participaient à ces distributions gratuites. On créa un dispensaire pour y soigner les indigènes n'appartenant pas à la compagnie. Enfin tout fut tenté pour augmenter le bien-être et diminuer les souffrances de l'infortunée petite colonie, mais sans aucun résultat appréciable. La question de l'abandon de la ville et du transfert à Port-Saïd des services de la compagnie fut plusieurs fois agitée ; mais cet abandon d'Ismaïlia, fief de la Compagnie ne vivant que par elle, c'était la ruine de beaucoup de gens qui avaient employé leurs économies à l'achat de terrains et à la construction de maisons. On y renonça, et, tout en luttant sans défaillance, on s'accoutuma petit à petit à vivre avec l'ennemi, dont on supportait les coups vaillamment.

(1) On fit même l'acquisition d'un appareil qui s'intitulait *Aspirateur du microbe malaria, du D' Klebbs*, et qui avait la prétention de « déterminer le degré d'infection malarique suivant les endroits ».

Telle est la situation que nous trouvâmes lorsqu'à la fin de l'année 1900 nous fûmes envoyé à Ismaïlia pour y remplir les fonctions de médecin de la Compagnie du Canal de Suez et de directeur de l'hôpital. Dans cette même année 1900, il y eut encore 2 250 cas de paludisme parmi le personnel. De son côté, le dispensaire en enregistrait 2 591 parmi les indigènes n'appartenant pas à la Compagnie. Le tout, sur une population de 7 000 à 8 000 habitants, comprenant de 1 900 à 2 000 Européens.

En nous envoyant à Ismaïlia, le prince Auguste d'Arenberg, président de la Compagnie du Canal de Suez, ne nous avait pas caché que la persistance du paludisme était pour lui un sujet de constantes préoccupations, et il nous avait demandé de nous livrer à une étude particulière de la question et d'entreprendre une campagne prophylactique. Dès notre arrivée en Égypte, nous commençâmes nos recherches avec le désir fervent d'arriver à un résultat positif, et bientôt nous acquîmes la conviction, de jour en jour fortifiée, que la réalisation de ce désir était possible.

Au cours de l'année 1901, tout en étudiant la topographie de la région, nous nous livrâmes à la chasse des moustiques, ne recueillant chaque fois que des *Culex* et des *Stegomyia*. Sans nous décourager et sans perdre confiance, nous continuâmes nos recherches, et c'est au mois d'août de cette même année 1901 que nous pûmes capturer le premier *Anopheles*. Notre joie fut grande : nous tenions le coupable. Et il est intéressant de noter le rapport existant entre l'apparition des *Anopheles* et le nombre des cas de paludisme constatés à cette époque. Voici ces chiffres :

Juillet 1901	....	74 cas.
Août —	....	123 —
Septembre —	....	244 —
Octobre —	....	372 —
Novembre —	....	352 —
Décembre —	....	265 —

Les quatre derniers mois de l'année ont toujours été les plus chargés. Les indigènes, qui avaient observé que la fièvre commençait à sévir avec violence au moment où les dattes mûrissent, redoutaient particulièrement « la saison des dattes », et nous leur avons entendu dire que la consommation de ces fruits donnait la fièvre. La décroissance de la malaria commençait d'ordinaire en décembre pour s'accentuer les mois suivants.

Nous avions donc découvert les *Anopheles*, mais il restait beaucoup à faire : déterminer les mœurs, l'habitat, l'époque d'éclosion de ces moustiques, entreprendre leur destruction, enfin instituer toute une méthode de prophylaxie. Il nous fut aisé de découvrir les gîtes à larves d'*Anopheles* dans les petites flaques d'eau, les rigoles, les « pas de chameau » des environs de la ville. En même temps, nous organisâmes un laboratoire pour y poursuivre nos recherches sur les moustiques et pour y pratiquer l'examen systématique du sang de tous les malades, de façon à pouvoir établir des statistiques rigoureuses.

Au mois de décembre 1901, à la suite de ces différentes études, nous remettions à M. le Prince d'Arenberg un rapport détaillé dont les conclusions étaient les suivantes :

1° La fièvre est transmise par les moustiques ;

2° La fièvre est une maladie évitable ;

3° Pour se préserver de la fièvre, il faut :

a. Se garantir contre les piqûres des moustiques par tous les moyens ;

b. Se mettre en état d'immunité par l'usage systématique de la quinine.

Toute la question est résumée dans ces deux propositions ;

4° Il faut détruire les moustiques partout où on les rencontre, car, en dehors de la fièvre intermittente, il est reconnu qu'ils transmettent : la filariose, la peste, la fièvre jaune et probablement d'autres maladies infectieuses ;

5° Ne conserver ni bassin, ni rigole, ni baquet, ni aucun

récipient d'aucune sorte, à ciel ouvert, contenant de l'eau
où les moustiques puissent se reproduire.

Pour supprimer la fièvre, il faut supprimer l'eau.

Quelques semaines plus tard, au début de l'année 1902,
des circulaires imprimées en français, en arabe, en grec et
en italien, furent, par les soins de la Compagnie, répandues
dans tous les services. Les agents et ouvriers y étaient
informés que des distributions gratuites de quinine auraient
lieu journellement dans les bureaux et ateliers et au dispensaire pour les familles ; les habitants étaient en même
temps invités à ne pas laisser d'eau dans leurs bassins
d'arrosage et à supprimer toutes les eaux stagnantes.

Ces mesures donnèrent déjà un résultat appréciable,
puisque le nombre des cas de paludisme fut abaissé cette
même année à 1550.

II. — Organisation de la campagne prophylactique.

C'est alors que, encouragé par ce premier succès et,
d'ailleurs, toujours convaincu de la possibilité de résultats
plus brillants, nous résolûmes de compléter et d'étendre
l'expérience entreprise, que la Compagnie du Canal nous
avait chargé de diriger et de contrôler. Au mois d'août 1902,
nous partîmes pour l'Italie, afin d'y étudier l'organisation de
la prophylaxie instituée par le Gouvernement et les différentes sociétés hygiéniques. Nous avons dit, dans le chapitre
précédent, ce que nous y avions vu et appris : l'institution
de la protection mécanique, des travaux de *bonification* et
de la prophylaxie spécifique, et nous en avons indiqué les
résultats heureux.

Cependant nous rapportions de notre voyage la conviction
que nous devions établir pour Ismaïlia un plan de campagne
très sensiblement différent de celui que nous avions vu
suivre en Italie, où la lutte contre les moustiques n'occupait
qu'un rang secondaire, alors que leur destruction nous

paraissait devoir être l'article capital de notre programme.

Sur l'invitation de la Compagnie, Ronald Ross, l'auteur des remarquables travaux sur la malaria et les moustiques, accepta de venir à Ismaïlia examiner la situation et nous aider de ses conseils éclairés. Nous y arrivâmes ensemble à la fin de septembre 1902. Après avoir exposé au major Ross le résultat de nos recherches, nous lui fîmes visiter la ville et ses environs et le menâmes directement aux gîtes à *Anopheles*. Le médecin anglais s'attendait à trouver une situation beaucoup plus difficile ; il constata avec bonne grâce que nous avions mûri la question, et qu'il ne restait plus qu'à exécuter le programme établi. Aussi ne demeura-t-il que cinq jours à Ismaïlia.

Dans le rapport qu'il fit sur son voyage en Égypte, Ross nous conseillait vivement d'organiser la destruction des moustiques d'après le système des « mosquito-brigades », qu'il avait déjà instituées à Sierra-Leone et ailleurs.

Chargé par la Compagnie du Canal de conduire cette entreprise, nous instituâmes la prophylaxie d'après les données que nous avons établies au chapitre précédent.

A. Prophylaxie spécifique. — La prophylaxie par la quinine, déjà établie d'une façon systématique, ne fut en rien modifiée. Les malades continuèrent à être soignés comme par le passé, le traitement curatif et le traitement préventif demeurant les mêmes pendant la période inter-épidémique. Mais nous redoublâmes de précautions pendant la saison préépidémique, et nous en obtînmes de bons résultats. Des circulaires détaillées indiquèrent à tous les habitants la façon de prendre la quinine qui leur était distribuée *larga manu*. Nous avons dit comment les bureaux, les ateliers, le dispensaire opéraient ces distributions gratuites.

Quand on commença les travaux de comblement et de drainage des marais, qui furent exécutés dans le courant de 1903, et dont nous parlerons plus loin, nous exigeâmes que tous les ouvriers employés à ces travaux fussent systématiquement soumis au régime de la quinine préventive. Chaque homme prenait, tous les matins, en présence du surveillant ou du chef d'équipe, 20 centigrammes de quinine. Nous avons relaté plus haut comment ces centaines d'ouvriers travaillèrent plusieurs mois, au milieu de nuées d'*Anopheles*, sans qu'un seul prît la fièvre, sauf un Européen, qui n'avait pas voulu se soumettre au régime commun. Nous avons également signalé qu'une compagnie privée, exécutant à la même époque des travaux dans le voisinage, eut ses équipes décimées par la malaria, faute de prophylaxie préventive. La région où nos ouvriers travaillaient (marais d'Abou-Raham) était autrefois tellement insalubre qu'on n'y pouvait entreprendre le moindre travail sans provoquer un redoublement de la malaria; il fallait renouveler fréquemment les équipes de terrassiers ; on eut même à déplorer plusieurs cas de mort par accès pernicieux. Ces marais étaient en effet infestés d'*Anopheles*. Nous nous y sommes souvent rendu la nuit, à l'époque des travaux, et, en nous éclairant au moyen d'une lanterne de bicyclette à acétylène, nous avons pu capturer un grand nombre de ces moustiques. Il a donc suffi de faibles doses quotidiennes de quinine pour y permettre des travaux prolongés sans le moindre accident.

B. Prophylaxie culicifuge. — Que faire pour préserver les habitants contre les piqûres des moustiques ? Employer les procédés dont nous avons donné précédemment l'exposé.

a) *Prophylaxie défensive*. — Nous avions rapporté d'Italie la conviction que la protection mécanique collective serait impraticable et illusoire en Égypte, pays de grande liberté, et que chercher à imposer cette sujétion aux indigènes, et même aux Européens, serait courir à un échec. Nous avions pu voir, en Italie, quelle discipline et quelle méthode on devait observer pour obtenir des résultats médiocres. Il ne fallait donc pas y songer.

La protection individuelle au moyen des casques, des voiles, des gants, n'était pas appelée à plus de succès.

Comment équiper un indigène, qui travaille toujours presque nu, pour lui protéger le corps au moyen de voiles de mousseline ? Il était parfaitement inutile de s'arrêter une minute à cette idée.

Par une circulaire, les habitants furent seulement invités à se préserver personnellement, par tous les moyens en leur pouvoir, contre les piqûres des moustiques. L'usage des moustiquaires étant courant et, d'ailleurs, indispensable, ils ne purent guère ajouter à cette défense que la destruction des moustiques dans leurs habitations au moyen de fumigations de poudre de pyrèthre.

b) *Prophylaxie offensive.* — C'était le chapitre capital de notre programme, celui dont l'exécution a donné des résultats si heureux.

Détruire les moustiques ailés par une mesure générale n'était pas chose à tenter. Il fallait les attaquer dans leurs larves : c'est ce que nous avons fait.

Nous constituâmes une équipe de *quatre hommes* : un surveillant européen et trois indigènes, et c'est cette « brigade » qui nous a délivrés à tout jamais des moustiques. Munie d'un tonneau de pétrole monté sur roues, elle eut pour mission de pénétrer dans toutes les maisons de la ville, de verser du pétrole *partout où elle trouverait de l'eau stagnante*, et de vider tous les récipients mobiles que le pétrole eût endommagés. Les habitants, prévenus par des circulaires, surent que l'équipe passerait *dans chaque maison, chaque semaine, à la même heure*. Il en résulta ceci : tous les habitants qui craignaient de voir mettre du pétrole dans leurs tonneaux, cuves, baquets à lessive, etc., prirent l'habitude de les vider un peu avant l'arrivée des pétroleurs. Et c'est tout ce que nous demandions, car, de cette façon, il n'y eut nulle part dans la ville de l'eau séjournant plus d'une semaine : or nous savons qu'il faut plus de sept jours à un œuf de moustique pour devenir larve, nymphe et insecte parfait.

La question était donc résolue et, rapidement, la ville

fut libre de moustiques, au point que les moustiquaires y
sont actuellement reléguées au fond des armoires.

En même temps, la brigade fut également chargée de
pétroler toutes les mares, rigoles, flaques d'eau, les « pas
de chameaux » des jardins et des alentours de la ville. Elle
s'acquitta toujours de sa mission avec une grande ponctua-

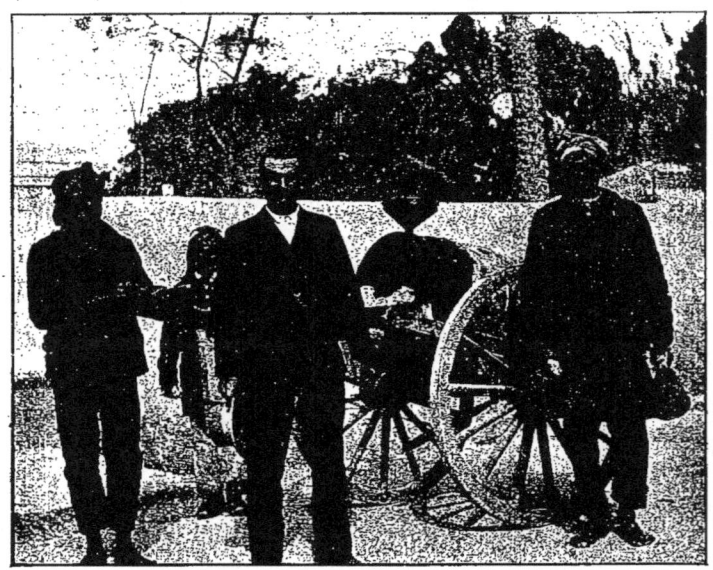

Fig. 5. — L'équipe de pétrolage qui a pour toujours débarrassé Ismaïlie
de ses moustiques.

lité, rechercha les « fuites » et nous les signala dès qu'il
s'en produisit. Le surveillant nous fournissait un rapport,
d'abord quotidien, puis hebdomadaire, de ses opérations, et
recueillait les larves pour les apporter à notre laboratoire.
Mais, au bout de quelque temps, il n'en trouva plus, et nous
fûmes obligé d'aller capturer des moustiques à Port-Saïd et
de les élever au laboratoire pour poursuivre les études que
nous avions entreprises.

C. Prophylaxie agronomique. — Pendant que fonctionnait
la brigade de pétrolage, des travaux de comblement et de

drainage étaient entrepris aux alentours de la ville pour supprimer complètement les marais d'infiltration qui s'y formaient, en particulier au moment de la crue du Nil. Ismaïlia étant située au milieu du désert, les dunes de sable

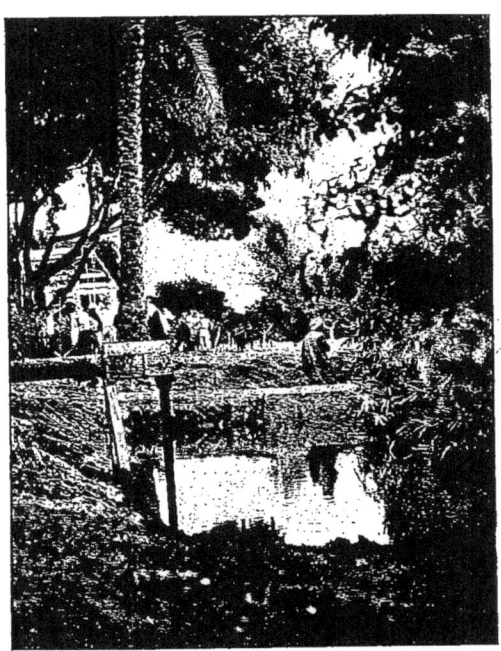

Fig. 6. — Travaux de comblement des marais d'Ismaïlia.

les plus voisines furent mises à contribution pour le comblement des dépressions. De larges rigoles de drainage, munies de vannes permettant d'y établir des chasses d'eau fréquentes, conduisirent dans le lac Timsah les eaux d'infiltration.

Ces drains sont soumis à une surveillance constante. Il faut, en effet, éviter l'engorgement ou l'obstruction des rigoles, détruire les herbes et les roseaux qui y croissent rapidement, assurer en tout temps l'écoulement de l'eau, de façon à éviter la stagnation. Tous les terrains voisins d'Ismaïlia sont ainsi surveillés, de même que les jardins et les squares de la ville.

III. — Résultats de la prophylaxie.

Grâce aux différentes mesures que nous venons de résumer, *le paludisme a disparu d'Ismaïlia*. La statistique que nous donnons ci-contre en est la plus claire démonstration.

Lorsque nous sommes arrivé à Ismaïlia, en 1900, *il y avait 2 250 cas de malaria*: quand nous avons quitté cette ville, le 30 avril 1904, pour aller à Port-Saïd, *il y avait eu 2 cas* pour les quatre premiers mois de l'année, et ces 2 cas concernaient des récidives. On n'y constate plus, actuellement, que quelques manifestations isolées, qui sont toujours des récidives; il n'y a pas de cas nouveaux.

La statistique du dispensaire indiquait, pendant la même période, une régression parallèle. Voici les chiffres :

```
1900... .......... ................. .....   2 391 cas.
1901.............................   476  —
1902......  .....................    83  —
1903.......  ....................     6  —
1904 (1ᵉ trimestre)...............     1  —
```

La santé générale s'en trouve considérablement améliorée, car toutes les complications et conséquences du paludisme, anémie, cachexie, hépatites et splénomégalies, état de *minoris resistentiæ*, disparaissent du cadre nosologique. C'est la constatation de ce fait qui nous permettait d'écrire, dans un rapport que nous adressions, en partant d'Ismaïlia, à l'Administration de la Compagnie du Canal, les conclusions suivantes :

« L'état sanitaire d'Ismaïlia continue à être excellent. La disparition totale du paludisme influe heureusement sur la santé générale. Il est certain que l'infection malarique, par son action débilitante et anémiante, était autrefois la cause de beaucoup d'autres maladies en diminuant la résistance des individus. Aujourd'hui, cette cause a disparu, et Ismaï-

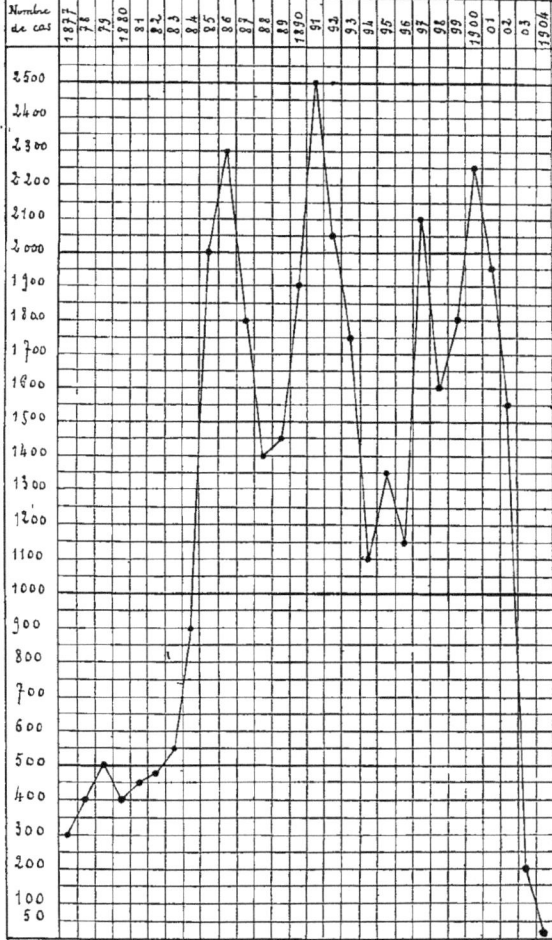

Fig. 7. — Statistique du paludisme à Ismaïlia de 1877 à 1904.

lia est redevenue une ville particulièrement saine. Cette amélioration persistera indéfiniment si on continue à maintenir la ville dans les conditions où elle est placée aujourd'hui au point de vue hygiénique. J'ai déjà déclaré, dans une précédente note, que la disparition du paludisme était un fait accompli; je le répète une dernière fois, car ma conviction n'a fait que se fortifier, et aucune opinion contraire ne peut être scientifiquement soutenue.

« J'ajoute que je suis particulièrement heureux de ce résultat, que j'avais toujours prévu, ainsi qu'il ressort de mes précédentes déclarations, écrites et verbales. Il est donc désormais permis d'affirmer que la question du paludisme d'Ismaïlia sort du domaine de l'actualité pour entrer dans celui de l'histoire. »

Au point de vue économique, les résultats ne sont pas moins favorables. En ce qui concerne la Compagnie du Canal de Suez, les quelques chiffres suivants permettent d'en juger :

Dépenses pour la prophylaxie spécifique (à partir du 1er avril 1902).

1902 (9 derniers mois).	1903.	1904.
9 900 francs.	14 780 francs.	14 214 francs.

Dépenses pour la prophylaxie culicifuge (pétrolage, salaires, etc.).

1903.	1904 (1er semestre).
15 364 francs.	4 111 francs.

Nombre de fiévreux (employés, ouvriers et familles).

1902.	1903.	1904 (7 premiers mois).
1 551	209	32 (récidives).

Dépenses pour médicaments fournis gratuitement aux malades.

1902.	1903.	1904.
12 385 francs.	10 850 francs.	6 469 francs.

Nombre des journées de chômage des ouvriers malades.

1902.	1903.	1904.
13 009	2 819	1 435

Montant des salaires payés aux ouvriers malades.

1902.	1903.	1904.
33 686	12 514	5 221

Il faut tenir compte de ce fait, pour ce qui a trait aux dépenses pour médicaments, que beaucoup d'anciens paludéens, ne présentant plus de manifestations aiguës, ont continué à recevoir gratuitement les médicaments de toute nature. Si la distribution gratuite ne comprenait que la quinine curative des accès de fièvre, ce chapitre du budget serait réduit à un chiffre insignifiant.

Une autre conséquence économique est résultée de notre campagne antipaludéenne : certains terrains de la concession de la Compagnie, jusqu'alors abandonnés, sont actuellement livrés à la culture et se louent à raison de 150 francs l'hectare.

En résumé, l'expérience dont nous venons d'exposer les résultats nous paraît instructive et encourageante :

En quelques mois, la ville d'Ismaïlia a été délivrée des moustiques qui l'infestaient;

En moins de deux ans, le paludisme primaire a totalement disparu, le paludisme chronique a été réduit au minimum.

Nous souhaitons vivement que cet exemple soit suivi, que de nouvelles tentatives soient faites sur une plus vaste échelle et qu'elles soient couronnées du même succès.

CHAPITRE VII

LA PROPHYLAXIE ANTIPALUDÉENNE ET L'HYGIÈNE
AU POINT DE VUE ÉCONOMIQUE ET SOCIAL.

I. — Du choix d'une méthode.

Dans les précédents chapitres, nous avons vu que la prophylaxie antipaludéenne, au point de vue de ses applications générales, se résume à trois principales méthodes : 1° *la protection mécanique ;* 2° *la destruction systématique des moustiques ;* 3° *l'immunisation par la quinine.*

On peut être amené à se demander à laquelle de ces méthodes on devra donner la préférence, et il nous paraît utile d'en résumer les indications.

A. Protection mécanique. — La méthode italienne qui consiste à défendre les collectivités contre les piqûres de moustiques au moyen de réseaux métalliques trouve de nombreuses applications. C'est un procédé d'une incontestable utilité qui donne d'excellents résultats, à la condition d'être appliqué d'une façon systématique et rigoureuse et soumis à une surveillance incessante. Il crée, sans doute, une sujétion qui peut apporter dans les actes de la vie courante quelque gêne ; mais ses bienfaits en fournissent la compensation.

Les indications de cette méthode sont assez précises ; mais elles ne nous paraissent pas pouvoir être édictées en mesure générale. Il n'est guère possible, en effet, d'obliger les gens à garnir de toiles métalliques leurs habitations privées, et, seules, les personnes qui sont convaincues de l'efficacité de ce procédé pourront l'appliquer avec quelque soin.

La protection mécanique semble donc devoir être réservée aux collectivités et, en particulier, aux collectivités disciplinées, au sein desquelles il est possible de trouver un personnel qui aura la charge et la responsabilité de sa rigoureuse application : casernes, hôpitaux, certains locaux administratifs et industriels, etc. Cependant elle devra toujours être recommandée et encouragée ; on cherchera à la faire adopter spontanément par les individus n'appartenant pas à ces collectivités, car, si petit que soit le bénéfice qu'on tirera de son application partielle, même incomplète, ce bénéfice ne sera jamais négligeable.

B. DESTRUCTION DES MOUSTIQUES. — C'est, à notre avis, la méthode de choix ; c'est elle qui donnera les résultats les plus brillants chaque fois qu'elle pourra être utilement entreprise. Il est aisé de concevoir qu'elle est théoriquement la plus parfaite, puisqu'en supprimant la cause elle supprime fatalement l'effet.

Nous savons qu'elle est d'une application parfois difficile ; mais elle n'est jamais impossible complètement. Quel que soit le pays dans lequel on opère, on pourra toujours pratiquer la pétrolisation, au moins partielle, des petites mares les plus voisines des habitations : c'est autant de gagné. Le plus minime avantage doit toujours être accepté ; c'est souvent du cumul de ces petits gains successifs que se composera le bénéfice final.

Les résultats qui ont été obtenus à la Havane, le succès que nous avons remporté à Ismaïlia avec cette méthode sont d'heureux exemples de sa perfection. Et nous sommes tenté de la conseiller en tous temps, en tous lieux, non pas à l'exclusion des autres moyens de prophylaxie, qui ont aussi fait leurs preuves, et qui sont excellents, mais au moins concurremment et parallèlement avec eux.

Il est bien certain qu'on rencontrera rarement des circonstances aussi favorables que celles qui présidèrent à l'expérience d'Ismaïlia, où nous avions toute liberté d'action,

un champ d'opérations assez restreint et bien délimité et
les moyens financiers nécessaires. Toutes ces conditions
facilitèrent considérablement notre tâche, et nous ne l'ou-

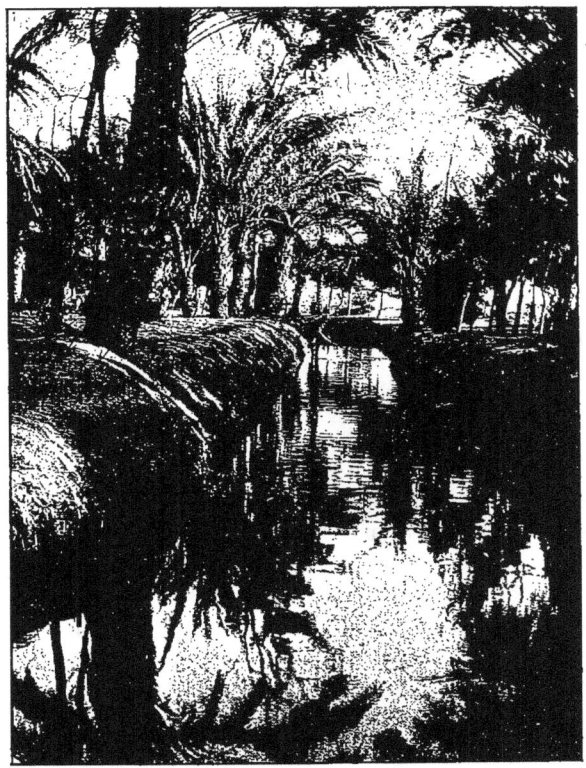

Fig. 8. — La recherche des larves dans les rigoles de drainage
(marais d'Abou-Raham).

blions pas. Mais nous pensons que, dans des circonstances
plus difficiles, on pourra obtenir des résultats partiels qui
diminueront d'autant l'effort à tenter par les autres procédés
de prophylaxie.

C. PROTECTION PAR LA QUININE. — L'immunisation par
les sels de quinine, employée exclusivement, a pour défaut

capital de n'assurer qu'une protection temporaire, quelquefois même inefficace. Elle peut provoquer des troubles dans
l'organisme; elle est, en un mot, artificielle. La méthode de
Koch rendra, sans aucun doute, des services dans bien des
cas; mais nous n'hésitons pas à la juger inférieure aux
autres, en tant que méthode générale.

Elle nous paraît devoir être réservée aux cas où il
est impossible d'entreprendre la protection mécanique et la
destruction des moustiques, comme cela peut se présenter,
par exemple, pour des colonnes d'expédition et des troupes
en marche qui n'ont pas le choix des procédés. Dans ces
circonstances, l'immunisation par la quinine devra être de
règle absolue. Nous avons dit qu'aux doses massives et
éloignées de Koch nous préférions les doses filées continues
ou discontinues à court intervalle, qui protègent l'organisme d'une façon plus constante.

Mais, si la prophylaxie spécifique ne paraît pas devoir
exclure les autres méthodes de protection, si elle ne constitue pas toujours un moyen de préservation suffisant, elle
n'en est pas moins le complément obligé des autres
méthodes. Les bénéfices qu'on retire de son application
sont si grands qu'elle devra être instituée systématiquement
dans tous les foyers de paludisme, et avant tout autre
moyen, car elle est facile, rapide, immédiate et peut être
observée en tous temps et en tous lieux, sans ennui et sans
perte de temps.

En résumé, ces trois méthodes prophylactiques ont leurs
indications particulières, tirées des circonstances, et une
valeur peut-être égale en théorie. Mais elles nous paraissent tellement solidaires les unes des autres, elles s'asso-
cient, se complètent et se pénètrent si intimement que,
chaque fois que la chose sera possible, et d'une façon générale, nous conseillerons très vivement d'*employer*, *en même
temps, les trois méthodes.*

II. — Principes de prophylaxie hygiénique.

Toute tentative de prophylaxie antimalarique devra s'accompagner d'une obéissance rigoureuse aux règles générales de l'hygiène, qui, dans le cas particulier, devient le complément nécessaire de toutes les méthodes instituées.

Nous allons dire quelques mots des cas dans lesquels cette hygiène antipaludéenne trouvera ses principales applications.

1° HYGIÈNE INDIVIDUELLE. — Toutes les causes d'infériorité physique favorisent l'éclosion de la malaria. Il en résulte que les règles de l'hygiène individuelle devront être observées avec d'autant plus de rigueur qu'il y aura plus de chances d'infection malarique.

Les soins du corps, la propreté, ont ici, comme partout, leur valeur indiscutable. L'alimentation, de son côté, joue un rôle considérable. Il faut que la nourriture soit saine et abondante pour que l'économie y puise des ressources nouvelles ; mais il faut se garder des excès. Nous avons souvent vu l'embarras gastrique banal, l'indigestion, devenir le point de départ d'un accès de malaria. L'alcool devra être proscrit sous toutes ses formes. C'est le grand préparateur, l'introducteur des maladies de toute nature. Dans la malaria, il a une influence particulièrement néfaste. Un paludéen a besoin de son foie, de ses reins, de son cœur, de son cerveau, de tous les organes, enfin, sur lesquels l'alcool a une action puissamment nocive.

Dans les pays chauds, l'alimentation subit forcément des modifications ; la température élevée diminuant le besoin d'aliments fortement calorigènes, on en tiendra compte dans la fixation des éléments qui doivent composer les rations de travail et d'entretien, en suivant les règles fixées par les hygiénistes coloniaux (1). De même pour le vêtement qui devra s'adapter aux conditions locales et n'apporter aucune gêne aux fonctions organiques.

2° HYGIÈNE DOMESTIQUE. — L'hygiène de la maison a une importance considérable, et on comprendra que, si chacun avait le soin de surveiller méthodiquement son habitation, les chances d'infection diminueraient notablement.

Quand on voudra construire une maison, il faudra en choisir soigneusement l'emplacement et le terrain. Autant que possible, on devra rechercher les hauteurs, éviter les terrains bas et argileux, dont l'imperméabilité est une menace constante de rétention des eaux. Il sera bon de ne pas faire de plantations aux abords immédiats de l'habitation. Les grands rideaux d'arbres arrêtent le soleil, ce grand purificateur, et donnent asile aux moustiques ; les arbustes et les fleurs entretiennent l'humidité et la provoquent en nécessitant de fréquents arrosages.

On devra veiller avec le plus grand soin à la construction des fosses d'aisances, des puits, des égouts. Bien qu'ils ne présentent pas un gros danger au point de vue du paludisme, puisque les *Anopheles* ne s'y développent pas, ils donnent asile aux *Culex* et aux *Stegomyia*, propagateurs de la filariose et de la fièvre jaune. Il est utile d'y répandre, deux ou trois fois par mois, de petites quantités de pétrole qui assurent une protection efficace.

Tous les locaux annexes seront soumis à une surveillance fréquente, et la plus grande propreté devra être obtenue dans les logements des domestiques, les caves, les greniers, les écuries.

La protection mécanique au moyen de toiles métalliques devra être instituée avec soin : on protégera les portes (au moyen de tambours), les fenêtres, les soupiraux, les chemi-

---

(1) G. Reynaud, *XIIIᵉ Congres d'hygiène et de Démographie*, Bruxelles, 1903.

Dupont, *XIIIᵉ Congres d'hygiène et de Démographie*, Bruxelles, 1903.

Van den Burg, *XIIIᵉ Congrès d'hygiene et de Demographie*, Bruxelles, 1903.

nées, les tuyaux d'aération et de ventilation. Dans le cas où cette installation serait impossible, la moustiquaire deviendra alors obligatoire.

La santé du personnel domestique, surtout lorsqu'il s'agit d'indigènes qui ne passent que la journée dans la maison et rentrent, pour la nuit, dans leurs quartiers, devra être attentivement surveillée et, pendant les périodes épidémique et préépidémique, ce personnel devra être systématiquement soumis à la prophylaxie préventive.

De l'ensemble de ces mesures, même en l'absence de toute tentative de prophylaxie générale, résultera une somme de bien-être et de sécurité qui ne sera, en aucun cas, négligeable.

3° Hygiène urbaine. — Ce qui vient d'être dit pour la maison s'applique, à plus forte raison, aux groupes de maisons, c'est-à-dire aux villes ; l'économie urbaine n'est que l'expansion de l'économie domestique.

Il en résulte que toutes les lois hygiéniques qui président à l'édification d'une habitation s'étendent à la fondation d'une ville. Le choix de l'emplacement et du terrain, de l'altitude, la protection mécanique des établissements publics, la construction des égouts, la surveillance des squares, des rues, des jardins et des eaux de toute nature qui peuvent s'y rencontrer, l'éloignement des quartiers indigènes, devront occuper la première place du programme de salubrité urbaine.

Mais la ville, en elle-même, ne constitue jamais le gros danger. Ce que nous savons des mœurs des *Anopheles* nous enseigne que ces moustiques se développent surtout « en ceinture » et que c'est dans les quartiers suburbains, dans la marge de la ville, que la surveillance devra être particulièrement active. Il sera souvent possible de créer une véritable zone de protection, qu'on pourra plus ou moins étendre en exerçant cette surveillance.

La création de brigades, comme celle que nous avons instituée à Ismaïlia, rendra, dans ce cas, les plus grands services. Chargées de la recherche des larves, de la surveillance et du pétrolage de toutes les eaux suspectes, elles joueront un rôle capital dans l'assainissement des villes, à la condition d'être permanentes, car il ne faut aucune interruption dans ce service pour que ses effets demeurent constants.

Ces mesures devront être étendues aux campagnes, et tout ce que nous avons dit de l'hygiène domestique trouve ici son application. C'est, en effet, dans les campagnes que se rencontrent plus particulièrement les conditions favorables à l'anophélisme et à la malaria.

4° HYGIÈNE SOCIALE. — L'hygiène des collectivités, de quelque ordre qu'elles soient, militaires, agricoles, industrielles, jouera un rôle important dans la prophylaxie du paludisme.

Dans les pays à malaria, il y a un intérêt majeur à ne pas mobiliser les troupes pendant la saison endémo-épidémique. Les déplacements et les travaux de terrassement devront être réduits au minimum, principalement lorsqu'il s'agit de les faire exécuter par des troupes européennes.

On devra tenir grand compte, pour l'établissement des camps et des postes militaires, de la saison, du climat et de la topographie du pays. Les conditions qui doivent présider au choix de l'emplacement, du terrain, de l'altitude, sont ici les mêmes que celles que nous avons précédemment établies pour l'hygiène de l'habitation, et les mêmes règles devront être rigoureusement appliquées. La protection mécanique, individuelle ou collective, l'usage obligatoire de la moustiquaire et l'administration de la quinine sont ici particulièrement indiqués.

La prophylaxie mécanique et spécifique trouvera encore son application à bord des navires, en particulier de ceux qui transportent des troupes et qui sont de véritables casernes. Lorsqu'ils séjournent près des côtes, les moustiques les envahissent volontiers ; d'autre part, on a souvent constaté des épidémies en cours de route, par suite de l'éclosion de moustiques dans l'eau des cales. C'est ainsi que la malaria et la fièvre jaune sont souvent transportées.

Dans les grandes industries, employant un nombreux personnel, il n'est pas toujours facile d'instituer une hygiène rigoureuse. Cependant, là encore, la protection mécanique et le traitement préventif par la quinine pourront être utilement appliqués.

Les collectivités agricoles, travaillant en plein air, sont encore plus difficiles à protéger ; mais la prophylaxie spécifique, dont nous avons vu, dans ce cas, les heureux effets, jointe à l'application des règles générales de l'hygiène, donnera toujours des résultats satisfaisants.

III. — Rôle économique de la prophylaxie du paludisme.

Le rôle des pouvoirs publics devra consister dans la réglementation et l'application de ces principes hygiéniques. Nous avons vu comment l'État italien avait pris, à ce sujet, une heureuse initiative.

L'éducation hygiénique du peuple est encore, en grande partie, à faire ; en totalité pour ce qui concerne le paludisme. C'est à l'école qu'elle devra commencer et qu'elle a déjà commencé, notamment en Corse, sous l'impulsion de Battesti et de la *Ligue contre le paludisme*. Si l'initiative privée devance l'État et lui montre le chemin à suivre, peut-être, un jour, le suivra-t-il. La propagande par les brochures, les conférences, les affiches, peut donner d'excellents résultats.

Mais où le devoir de l'État apparaît nettement indiqué, c'est dans la législation à instituer pour l'amélioration sociale des régions malariques. La réglementation des heures et des conditions de travail, en particulier pendant la saison endémo-épidémique, doit être établie d'une façon précise. L'assimilation des accidents du paludisme aux accidents du travail, l'obligation pour les patrons de distribuer gratuitement la quinine à leurs ouvriers, comme cela se fait en Italie, d'assistance médicale, la diminution du prix de vente de la quinine, sont les principaux articles du programme à établir.

N'est-ce pas l'intérêt de l'État d'améliorer le plus possible la santé des populations et de diminuer, de réduire, de supprimer quand il le peut les causes de déchéance sociale ? Ce qu'on fait contre la tuberculose, contre l'alcoolisme, ne peut-on le faire contre la malaria ? Ici, en outre, le profit est double, car la santé du peuple croît parallèlement avec, si on peut dire, la santé du territoire. Si Laveran a pu déclarer très justement : *Tous les progrès économiques ou hygiéniques se traduisent par une diminution de l'endémie palustre*, nous pouvons dire, à notre tour : *Toute diminution du paludisme se traduit par un progrès économique ou hygiénique*. En effet, supprimer la malaria ou fournir les moyens de l'éviter, c'est permettre toutes les entreprises auxquelles elle opposait une barrière infranchissable : travaux de culture, percement de routes, constructions de chemins de fer, mise en valeur de terrains jusque-là intangibles, etc. D'où amélioration de l'hygiène, augmentation du bien-être, progrès social.

La colonisation, en particulier, tirera les plus grands bénéfices de la mise en pratique des données générales qui viennent d'être résumées. C'est dans les expéditions coloniales, en effet, où de nombreuses existences sont directement menacées, qu'il est urgent d'établir les règles d'une bonne prophylaxie antimalarique.

Et, pour conclure, nous nous estimerions heureux si les travaux que nous venons d'exposer pouvaient contribuer à répandre cette idée que *le paludisme est évitable*, qu'il faut entreprendre la lutte avec énergie, avec méthode, avec empressement, car, comme dit Sénèque : *Ars longa, vita brevis.*

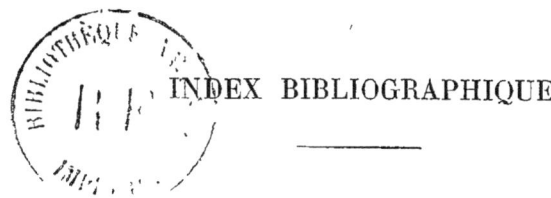

INDEX BIBLIOGRAPHIQUE

Annett, Dutton et Elliot, Report of the Malaria Exposition to the Nigeria (*Liverpool school of. trop. med. Mem.*, III, 1900).

Baccelli, V° Conq. de méd. int., Rome, oct. 1892.

Bastianelli, *Accad. med. di Roma*, V, 1892.

Battesti, Comment on se défend contre le paludisme, Bastia, 1902.

Battesti, Ligue corse contre le paludisme, Bastia, 1902.

Bertrand et Klynens, La Malaria, Paris, 1903.

Bignami, Come si prendono le febri malariche (*Accad. med. di Roma*, 1898).

Billet, *C. R. Acad. d. Sc.*, Paris, 2 sept. 1901.

Billet, De la formule hémo-leucocytaire dans le paludisme (*Bull. med. de l'Algérie*, 1901).

Billet, Des cacodylates dans le traitement des anémies, etc. (*Soc. de ther.*, 1902).

Billet, Prophylaxie de la malaria (*XIII° Cong. internat. d'hyg. et de démog.*, Bruxelles, 1903).

Blanchard, Instructions à l'usage des médecins, etc. (*Bull. Acad. de méd.*, 3 juillet 1900).

Blanchard, Les moustiques de Paris, etc. (*Acad. de méd.*, 30 juillet 1901).

Boyce, The anti-malaria measures at Ismailia (*Liverpool school. of. trop. med.*, 1904).

Van Campenhout et Dryepondt, Rapp. sur les trav. du laborat. de Léopoldville, Bruxelles, 1901.

Celli, La Malaria secondo le nuove ricerche, Roma, 1899.

Celli, L'epidemiologia della Malaria (*Annal. d'ig. sperim.*, 1901).

Celli, La Malaria in Italia durante il 1901 (*Atti della Soc. p. gli stud. d. malaria*, Roma, 1902).

Charles-Roux, L'isthme et le canal de Suez, Paris, 1901.

Chaudoye, Du paludisme à Touggourt en 1902 (*Arch. de méd. et de pharm. milit.*, 1903).

Colin, Traité des fièvres intermittentes, Paris, 1870.

Colin, Traité des maladies épidémiques, Paris, 1879.

Debrie, Contribution à l'histoire médicale de l'occupation de Madagascar (*Arch. de med. et pharm. milit.*, 1898).

Dupont, *Cong. internat. d'hyg. et de demog.*, Bruxelles, 1903.

Ferrero di Cavallerleone, Contributo allo studio sul modo di transmissione e sulla profilassi della Malaria (*Giorn. med. d. R. eserc.*, 1901).

Ficalbi, Sopra la Malaria e le zanzare malariche, ecc. (*Atti d. Soc. p. gli Studi d. Malaria*, 1901).

Firket, L'immunité dans la lutte contre la malaria (*Bull. Acad. roy. de méd. de Belgique*, 30 juin 1901).

Galli-Valerio et Narbel, Études relatives à la malaria (*Centralbl. fur Bakter.*, 1901).

Giles, A Handbook of the gnats of mosquitoes, London, 1900.

Gorgas, Mosquito work in Havana (*Med. Rec.*, 1902).

Gosio, La campagna antimalarica dell' anno 1901 nella Maremma Grossetana, Roma, 1902.

Grassi et Feletti, *Centralbl. für Bakter.*, 1891.

Grassi, Bastianelli et Bignami, Coltivazione delle semilune malariche dell' uomo nell' Anopheles claviger (*R. Accad. d. Lincei*, 1898).

Grassi, Studi di uno zoologo sulla malaria, Roma, 1901.

Guiard, *Bull. des Sc. pharmac.*, janv. 1900.

Howard, Notes on the mosquitoes of the United States (*Depart. agricult. entomol. Bull.*, 1900).

James, The causation and prevention of malarial fevers, Simla, 1902.

Kermorgant, *Ann. d'hyg. et de méd. colon.*, 1903.

King, Insects and diseases. Mosquitoes and malaria (*The popul. Sc. Monthly*, 1883).

Koch, Ergebnisse der Malaria-Expedition (*Deutsche med. Wochenschr.*, 1900).

Labbe, M., Le sang, Paris, 1902.

Laveran, Nature parasitaire des accidents de l'impaludisme, Paris, 1881.

Laveran, Traité des fièvres palustres, Paris, 1884.

Laveran, *Cong. internat. d'hyg. de Buda-Pesth*, 1884.

Laveran, Prophylaxie du paludisme (*Acad. de méd.*, sept. 1895).

Laveran, De l'emploi préventif de la quinine contre le paludisme (*Rev. d'hyg.*, déc. 1896).

Laveran, Traité du paludisme, Paris, 1898.

Laveran, Paludisme et moustiques (Janus, 1899).

Laveran, Au sujet de la destruction des larves de moustiques par l'huile de pétrole (*Soc. Biol.*, janvier 1900).

Laveran, Sur un nouveau procédé de coloration des Hématozoaires (*Soc. Biol.*, 9 juin 1900).

Laveran, Sur la prophylaxie du paludisme en Corse (*Acad. de méd.*, 24 déc. 1901).

Laveran, Anopheles et paludisme (*Acad. des Sc.*, 6 avril 1903).

Laveran, Prophylaxie du paludisme, Paris, 1903.

Laveran, Prophylaxie du paludisme dans l'isthme de Suez (*Acad. de méd.* 12 oct. 1904).

Le Dantec, Précis de pathologie exotique, Paris, 1900.

Le Dantec, *Soc. de Biol.*, 5 déc. 1903.

Leredde et Bezançon, *Presse médicale*, 23 nov. 1898.

Lühe, Ergebnisse der neueren Sporozoenforschung, Iena, 1900.

Mac Gregor, Report on malaria in Egypt and in Italy, 1902.

Mac Gregor, Lecture on malaria, nov. 1902.

Manson, On the nature and significance of the crescentic and flagellatic bodies in the malarial blood (*Brit. med. Journ.*, 1894).

Manson, Tropical diseases, 1898.

Manson, Experimental proof of the mosquito-malaria theory (*Brit. med. Journ.*, 29 sept. 1900).

Manson, Ætiology, prophylaxis and treatment of Malaria (*Practitioner*, mars 1901).

Manson, The prevention of Malaria (*Journ. of the sanit. inst.*, 1902).

Marchiafava et Bignami, La infezione malarica, Roma, 1902.

Marchoux, Le paludisme au Sénégal (*Ann. Inst. Pasteur*, 1897).

Mariotti-Bianchi, Saggio di profilassi antimalarica nel presidio di Talamone (*Giorn. med. d. R. eserc.*, 1902).

Mariotti-Bianchi, Sulla campagna antimalarica nell' agro Grossetano (*Giorn. med. d. R. eserc.*, 1902).

Neveu-Lemaire, *Bull. Soc. Zool. de France*, 10 juin 1902.

Nieuwenhuis, L'impaludisme à Bornéo (Janus, 1898).

Nuttall, Die Mosquito-Malaria theory (*Centralbl. f. Backter.*, 1900).

Ollwig, Die Bekampfung der Malaria (*Zeitschr. f. Hyg. und Infectionskrank.*, 1903).

Polaillon, Contribution à l'histoire naturelle et médicale des moustiques, Paris, 1901.

Postempski, La campagna antimalarica compiuta della Croce Rossa italiana nell' agro Romano nel 1901, id. nel, 1902, Roma.

Pressat, *Ier Congres égyptien de médecine*, Le Caire, déc. 1902.

Pressat, Prophylaxie du paludisme dans l'isthme de Suez (*Presse medicale*, 30 juillet 1904).

Quennec, Topographie médicale de Majunga (*Arch. de méd. nav. et colon.*, 1895).

Reynaud, L'hygiène des colons dans les pays chauds (*Congrès colonial*, Paris, 1903).

Reynaud, Alimentation des Européens et des travailleurs indigènes dans les pays chauds (*Cong. internat. d'hyg. et de démog.*, Bruxelles, 1903).

Romanowsky, Zur Frage der Parasitologie und Therapie der Malaria, 1891.

Ross, On some peculiar pigmented cells found in mosquitoes feed on malarial blood (*Brit. med. Journ.*, déc. 1897).

Ross, Du rôle des moustiques dans le paludisme (*Ann. Inst. Pasteur*, . 1899).

Ross, Mosquito-Brigades and how to organise them, London, 1901.

Ross, Report on malaria at Ismailia and Suez (*Liverpool School of trop. med. Mém.*, V, 1903).

Ruge, Einfurhung in das Studium der Malaria Krankheiten, Iéna, 1901.

Salanoue-Ipin, Le paludisme et les moustiques (*Arch. de méd. nav. et colon.*, 1900).

Sambon, Notes on life-history of Anopheles maculipennis (*Brit. med. Journ.*, janv. 1901).

Schaudinn, *Zool. Jahrb. Abtheil. Anat.*, vol. XIII, 1900.

Schaudinn, Studien u. Krankheitserregende Protozoen II. Plasmodium vivax (*Arb. a. d. Kaiserl. Gesundheit.*, 1902).

Schoo, Over Malaria (*Nederl. Tijdschr. V. Geneesk.*, 1901).

Schuffner, Die Beziehungen der Malariaparasiten (*Zeitschr. f. Hyg.*, 1902).

Sergent (Ed. et Ét.), Résumé du rapport sur la campagne antipaludique (Est algérien) (*Annal. Inst. Pasteur*, janv. 1903).

Sergent (Ed. et Ét.), Moustiques et maladies infectieuses, Paris, 1903.

Sergent (Ed. et Ét.), Essai de campagne antipaludique selon la méthode de Koch (*Annal. Inst. Pasteur*, février 1904).

Stephen et Christofers, Distribution of Anopheles in Sierra-Leone (*Reports of the Malaria Committee*, 1900).

Stephen et Christofers, The malarial infection of native children (*id.*, 3° série).

Soulie, Contribution à l'étude du paludisme en Algérie (*Presse méd.*, 1903).

Testi, Ricerche sugli Anofeli durante la campagna antimalarica nella Maremma Grossetana (*Giorn. med. d. R. eserc.*, avril 1902).

Testi, Topografia anofelica et bonifica idraulica (*Giorn. med. d. R. eserc.*, mai 1902).

Theobald, A monograph on the Culicidæ, London, 1901.

Vallin, Traité des maladies infectieuses, trad. de Griesinger, Paris, 1877.

Vallin, *Acad. de med.*, mai 1903.

Van der Burg, *Congr. internat. d'hyg. et de démog.*, Bruxelles, 1903.

Vaney, Contribution à l'étude des larves et des métamorphoses des Diptères, Lyon-Paris, 1902.

Vincent et Burot, Le paludisme à Madagascar (*Rev. scient.*, juill. 1896).

Voisin Bey, Le canal de Suez, Paris, 1902-1904.

Ziemann, Ueber Malaria und andere Blutparasiten, Iena, 1898.

Ziemann, Zweiter Bericht uber Malaria und Moskitos an der afrikanischen Westkuste (*Deutsch. med. Woch.*, mai 1900).

PLANCHES

PLANCHE 1

Cycle évolutif du *Coccidium Schubergi*.

ste, sporozoïte pénétrant dans une cellule épithéliale.

schi, schizonte, développement du sporozoïte.

epit, cellule épithéliale dans laquelle le parasite évolue pour former les mérozoïtes.

sch, division du noyau du schizonte en plusieurs amas de chromatine nucléaire; les noyaux filles se répartissent régulièrement à la périphérie.

mer, chaque noyau fille s'est entouré d'une couche de protoplasma et s'est isolé pour constituer un mérozoïte.

me, mérozoïte qui s'est détaché de la cellule mère, pour recommencer le cycle schizogonique en pénétrant à son tour, comme le sporozoïte, dans une cellule épithéliale.

micite, mérozoïte qui pénètre dans une cellule épithéliale pour former le microgamétocyte.

mic, le noyau du microgamétocyte s'est multiplié en se divisant; les noyaux filles forment une couronne à la périphérie de la cellule.

mi, les noyaux périphériques se sont enveloppés d'une mince couche de protoplasma et sont devenus des microgamètes qui se détachent pour se porter sur un macrogamète mûr.

micr, microgamète détaché du microgamétocyte.

mac, mérozoïte qui pénètre une cellule épithéliale pour devenir macrogamète.

kar, le macrogamète expulse son karyosome.

fec, fécondation du macrogamète par le microgamète.

ooh, l'ookyste résultant de la fécondation.

sporo, le noyau de l'ookyste s'est divisé en quatre segments dont chacun va donner naissance à un sporoblaste.

spo, quatre sporoblastes se sont développés dans le sein de l'ookyste.

spcyste, le sporoblaste s'est entouré d'une membrane kystique et s'est transformé en sporocyste.

spte, l'ookyste crève et laisse échapper les sporocystes renfermant chacun deux sporozoïtes.

spoite, le sporocyste se vide de ses sporozoïdes; l'un d'eux pénètre dans une cellule épithéliale, l'autre opère son dégagement.

Pl. 1

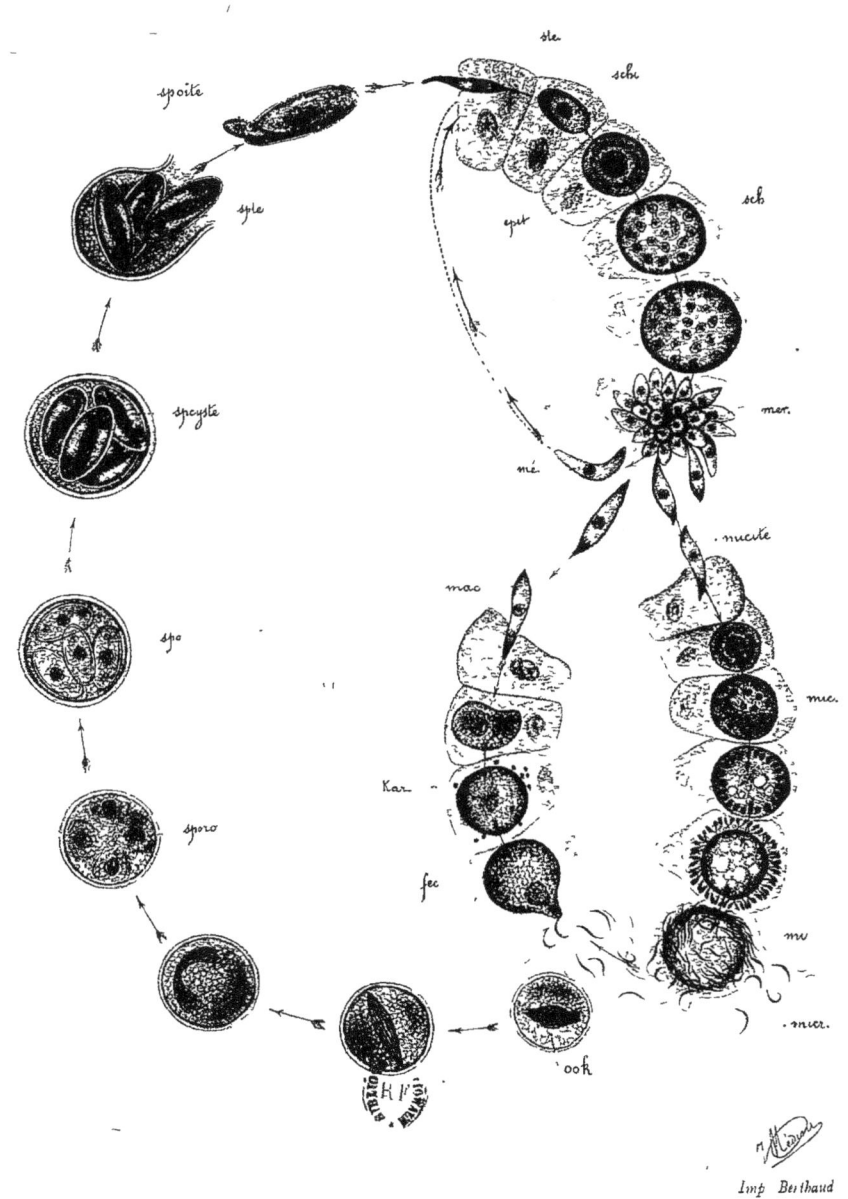

Cycle évolutif du *Coccidium Schubergi.*

PLANCHE II

Fig. 1. — Cycle évolutif du *Plasmodium malariæ*.

hém, hématie sur laquelle vient se fixer un sporozoïte.

schiz, le sporozoïte a donné naissance au schizonte, ou corps sphérique.

schi, schizonte émettant des pseudopodes, en même temps qu'il élabore des grains de mélanine.

sch, les grains de mélanine se sont portés à la périphérie du parasite, tandis que le noyau commence à se diviser.

mero, les noyaux provenant de cette division ont émigré vers la périphérie pour devenir mérozoïtes. En même temps les grains de mélanine ont regagné le centre du parasite.

mér, le groupe de mérozoïtes est en train de se dissocier.

me, mérozoïte qui s'est détaché de la cellule mère pour se porter sur un globule rouge afin de continuer le cycle schizogonique.

micite, mérozoïte qui se rend sur une hématie pour devenir un microgamétocyte.

mic, microgamétocyte constitué.

mi, le noyau du microgamétocyte s'est divisé en quatre.

m, les noyaux se sont encapsulés pour devenir microgamètes.

micr, microgamète qui s'est détaché du microgamétocyte et va à la recherche d'un macrogamète.

mac, mérozoïte qui va se fixer sur une hématie pour devenir macrogamète.

kar, macrogamète qui expulse son karyosome.

féc, fécondation des deux éléments sexués.

ooknet, ookinète.

ookste, l'ookinète est devenu ookyste en s'entourant d'une membrane kystique.

sporo, le noyau de l'ookyste s'est multiplié; chaque noyau fille est devenu un sporoblaste.

spor, les sporoblastes se sont développés, et leurs noyaux, considérablement multipliés, se sont rangés sur les marges de la cellule.

spo, ces noyaux, en s'étirant et en s'enveloppant d'une mince couche de protoplasma, sont devenus des sporozoïtes. Le protoplasma du sporoblaste sur lequel sont fixés les sporozoïtes constitue la masse résiduelle. L'ookyste crève, et les sporozoïtes, se détachant de la masse résiduelle, vont gagner les glandes salivaires.

glsal, coupe transversale d'une glande salivaire gorgée de sporozoïtes.

spte, sporozoïtes déversés par le canal excréteur de la glande salivaire.

Fig. 2. — Corps en croissant qui devient progressivement gamète sphérique.

Fig. 3. — Coupe de la paroi stomacale d'un moustique après la fécondation du *Plasmodium malariæ* (d'après Grassi).

cav, cavité intestinale contenant des ookinètes.

ook, ookinètes qui cherchent à traverser la membrane épithéliale.

ooki, un ookinète qui a pénétré dans une cellule épithéliale.

épit, membrane épithéliale.

musc, membrane musculo-élastique.

cad, couche adipeuse.

Fig. 4. — La même coupe montrant un ookinète qui est devenu ookyste dans la membrane musculo-élastique.

par, paroi dilatée.
cad, couche adipeuse.
musc, membrane musculo-élastique.

epit, membrane épithéliale.
cav, cavité intestinale.

Fig. 5. — Coupe transversale de l'estomac d'un moustique hérissé d'ookystes.

cav, cavité intestinale.
par, paroi musculo-élastique distendue par les ookystes.
épit, épithélium.

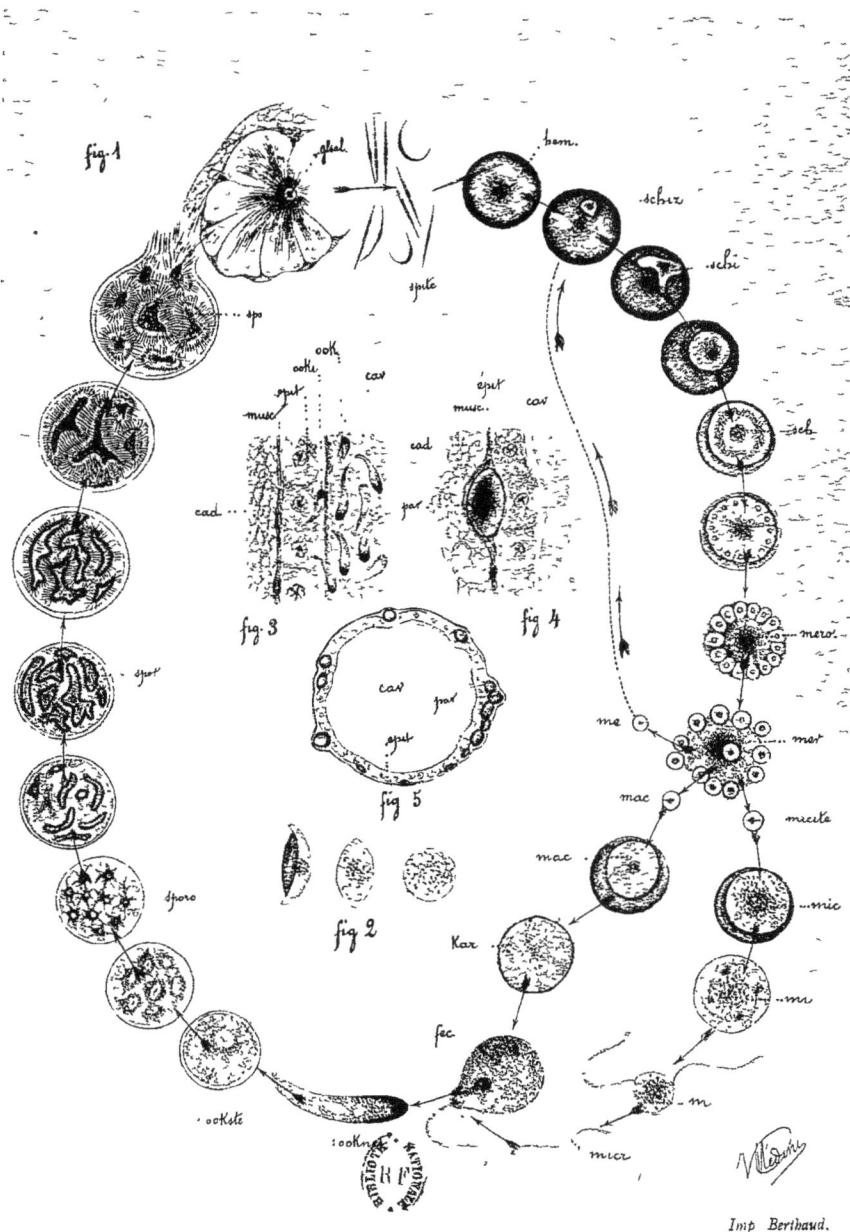

Cycle évolutif du *Plasmodium malariæ*.

PLANCHE III

Fig. 1. — *A. Pharoensis* femelle. (On trouvera les détails de la tête dans la planche IV, ceux des ailes dans la planche V, ceux des pattes dans la planche VI.)

Fig. 2. — Petit diptère suceur de sang, nommé, en arabe, *Akhl-ou-Skout*, qui passe à travers les mailles des plus fines moustiquaires. Il vole silencieusement, et ses piqûres provoquent une démangeaison persistante; il semble jouer un rôle important dans la propagation du *Bouton d'Orient*. La masse sombre qui occupe presque tout l'abdomen représente du sang dont l'insecte s'est gorgé. Cet échantillon a été très endommagé par la capture; les pattes, notamment, sont enlevées.

Fig. 3. — Quatre œufs de *Culex*, dont l'un est vide. On voit, par transparence, les yeux, les palpes maxillaires et les soies de la larve.

Fig. 4. — Coiffe en astérie qui fait office de flotteur.

Fig. 5. — Œufs de *Culex* agminés en radeau, reposant sur l'eau par leur extrémité céphalique.

———————

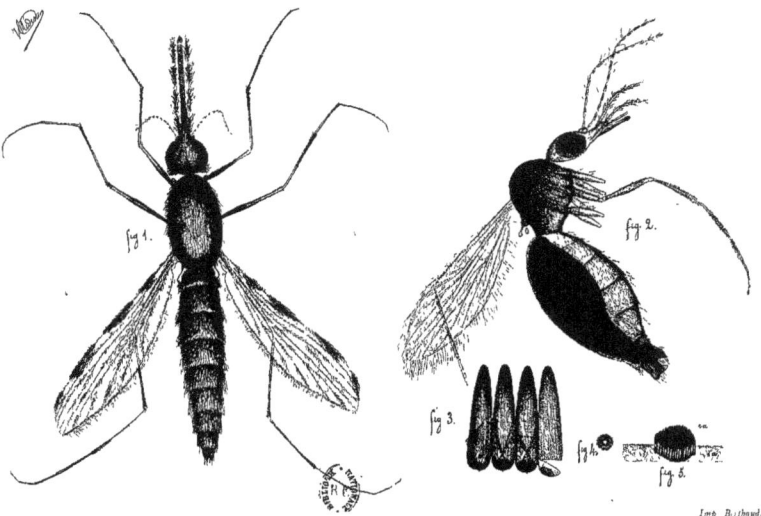

Imp Bithaud.

Anophèles et autre diptère suceur de sang   Œufs de *Culex*.

Fig. 1. — Tête de *Culex* ♀ vue par sa face inférieure.

Fig. 2. — La même tête vue par sa face supérieure.

gt, gaine de la trompe.
ot, olive de la trompe.
pmx, palpe maxillaire.
la, labre.
hy, hypopharynx.
mx, maxilles.
ma, mandibules.
clyp, clypeus.

cup, cupule d'implantation des antennes.
ant, antennes.
œil, œil à facettes.
occi, occiput sur lequel se remarquent des points qui sont les bases d'implantation des écailles.

Fig. 3. — Tête de *Culex* ♂.

Fig. 4. — Tête de *Culex* ♀ vue par sa face inférieure, pour montrer le faisceau des stylets logés dans la trompe.

Fig. 5. — Tête d'*Anopheles* ♀.

Fig. 6. — Tête de *Stegomyia* ♀.

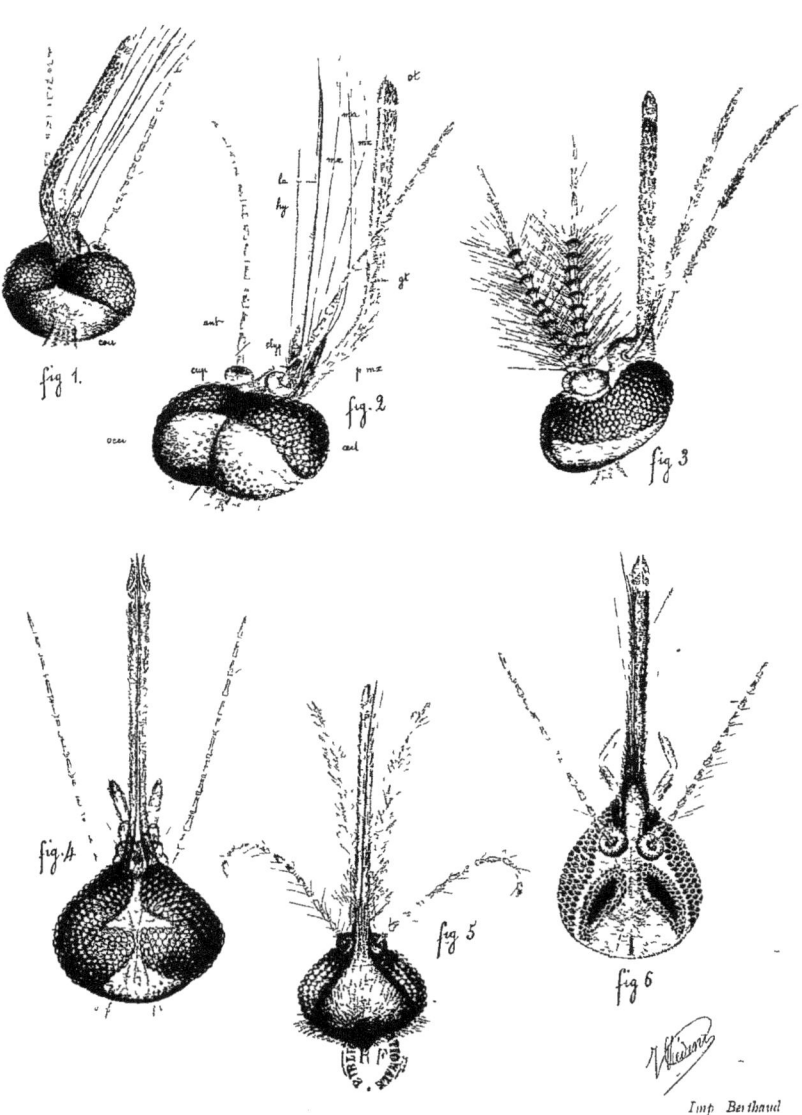

Têtes de *Culex*, d'*Anophèles* et de *Stegomyia*.

Masson & Cie, Editeurs

PLANCHE V

Fig. 1. — Aile d'*A. Pharoensis*.

A, écailles du bord axillaire.
B, fragment d'une nervure muni de ses écailles.

C, agrandissement d'une tache du bord costal montrant la disposition imbriquée des écailles.

Fig. 2. — Aile de *Stegomyia*.

Fig. 3. — Aile de *Culex*.

Fig. 4. — Aile de *Culex* (autre espèce).

S, écailles de *Stegomyia*.
S. *et* DE, écailles du bord axillaire des figures 2, 3 et 4.

S'. *et* D'E', écailles des nervures des mêmes figures.

Fig. 5. — Aile de *Culex* (autre espèce).

G, écailles du bord axillaire.

Fig. 6. — Aile d'*A. subtilis*.

a, une portion agrandie du bord costal.

b, une portion d'une nervure avec ses écailles.
Ec. a, écailles d' *A. subtilis*.

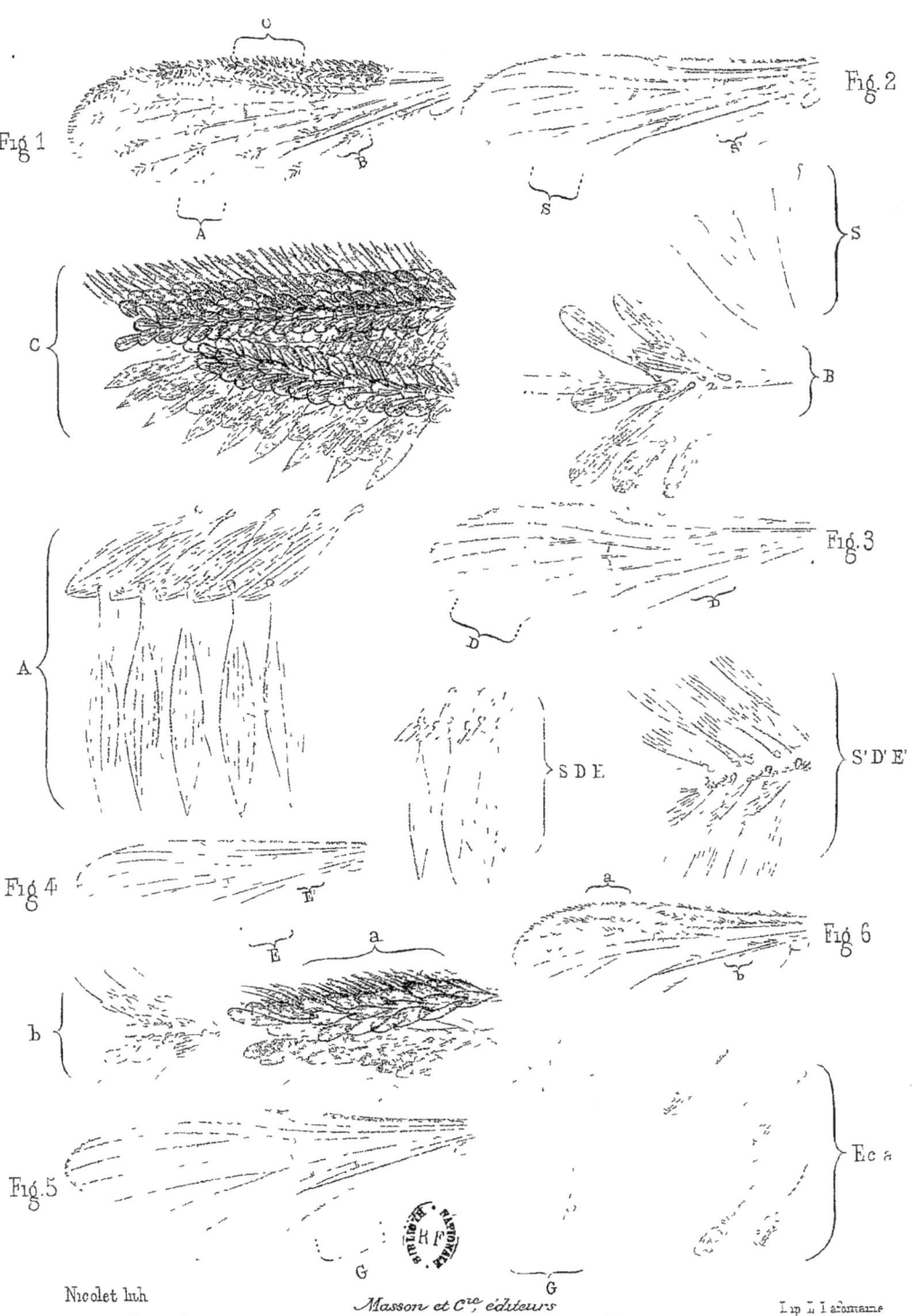

Ailes d'Anopheles, de Culex & de Stegomyia

Fig. 1. — Attitude de trois moustiques différents sur un plan vertical.

A, *Anopheles.*
S, *Stegomyia.*

C, *Culex.*

Fig. 2. — Attitude des larves à la surface de l'eau.

na, niveau de l'eau.
A, larve d'*Anopheles.*

C, larve de *Culex.*
S, larve de *Stegomyia.*

Fig. 3. — Patte d'*A. subtilis.*

Fig. 4. — Derniers articles, agrandis, de la même patte.

Fig. 5. — Patte d'*A. Pharoensis.*

Fig. 6. — Patte de *Culex.*

Fig. 7. — Patte de *Stegomyia.*

Fig. 8. — Appareil sexuel externe de *A. Pharoensis,* vu de face.
pn, pénis.

Fig. 9. — Le même appareil, vu de profil.

an. abd, dernier anneau abdominal.
pn, pénis.
p. gén, palpe génital.

cr. fix, crochets fixateurs qui s'articulent sur les palpes génitaux.

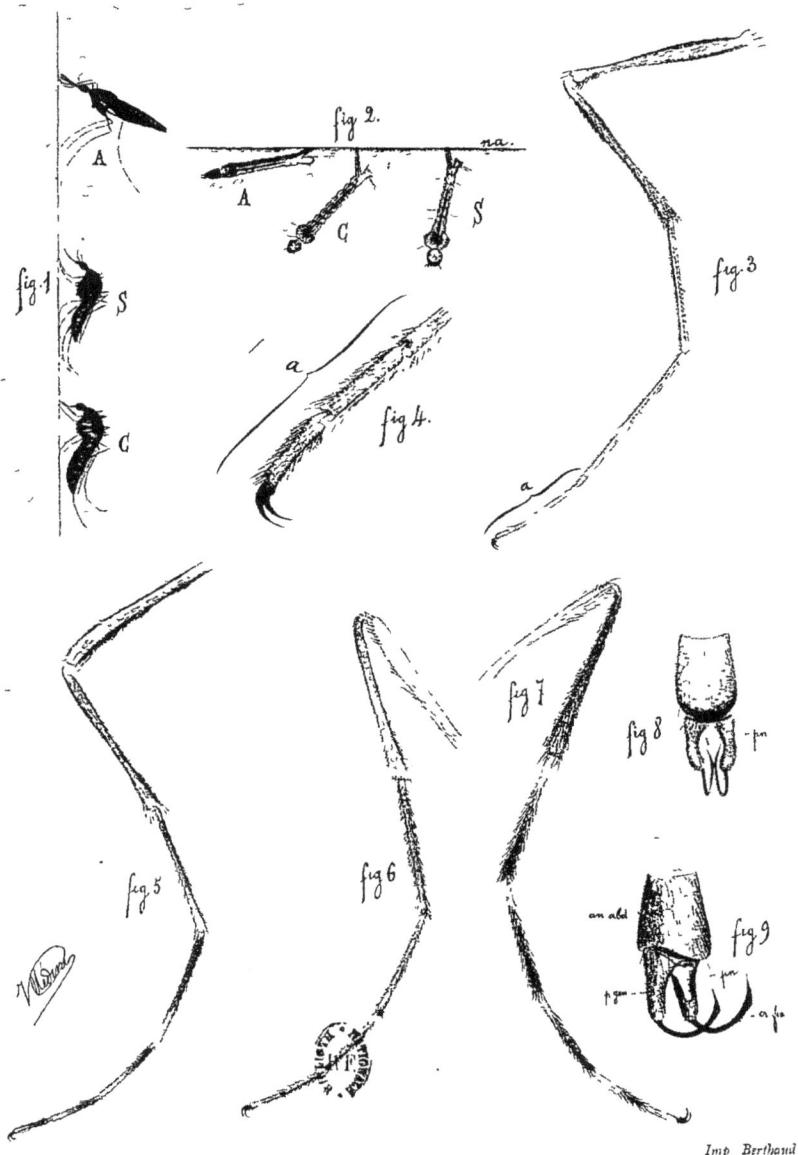

Attitudes des moustiques et des larves Détail des pattes
et des armatures génitales.

Masson & Cⁱᵉ, Éditeurs

PLANCHE VII

Fig. 1. — Œufs d'*A.Pharoensis.*

a, un œuf vu de profil.
b, groupe de cinq œufs dont quatre sont vides et le cinquième non encore éclos.

c, deux œufs à maturité.
d, deux œufs au moment de la sortie des larves.

Fig. 2. —' Disposition des œufs d'*Anopheles* à la surface de l'eau.

Fig. 3. — Trois œufs de *Stegomyia.*

Fig. 4. — Deux œufs de *Culex* avant la ponte, extraits de l'ovisac par dissection. On remarque par transparence l'embryon non encore organisé.

Fig. 5. — Œuf de *Culex* ouvert et vide.

Fig. 6. — Deux œufs de *Culex* dont l'un est arrivé à maturité, tandis que dans l'autre la larve est encore à l'état embryonnaire.

Fig. 7. — Larve d'*A. Pharoensis* récemment éclose.

Fig. 8. — Larve d'*A. Pharoensis* une semaine après l'éclosion.

Fig. 9. — Tête et thorax de la même larve.

Fig. 10. — Larve d'*A. Pharoensis* adulte.

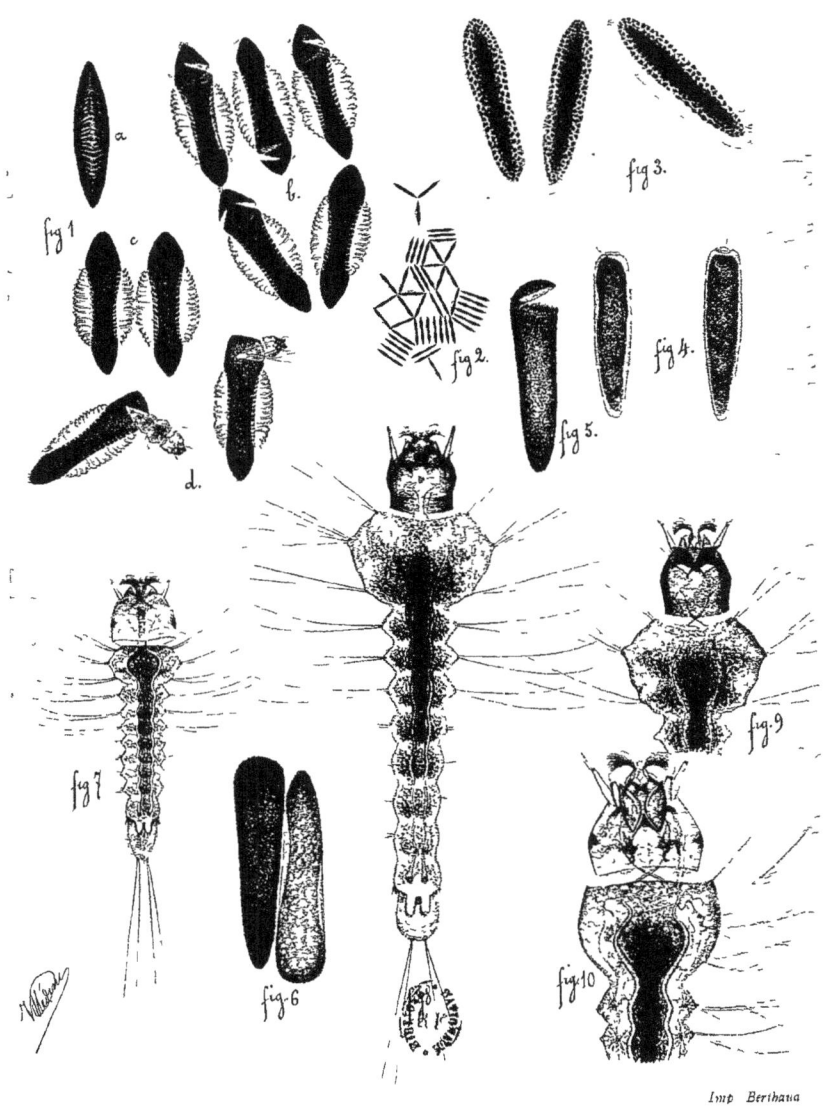

Œufs et larves d'*Anophèles,* de *Culex* et de *Stegomyia*.

Masson et Cie, Editeurs

Fig. 1. — Larve d'*A. Pharoensis*, vue de profil.

t. trach, tube trachéal.
t. dig, tube digestif.
app. res, appendice respiratoire.
m. fec, bol fécal au moment de l'expulsion.

pp. an, les quatre papilles anales.
s. an, soies anales servant à la natation.
s. cd, soies caudales.

Fig. 2. — Nymphe de *Culex*, vue de profil.

Fig. 3. — Larve de *Culex*.

t. trach, tronc trachéal principal.
br. trach. anast, branches trachéales anastomotiques.
t. aer, tube aérien.

st, stigmates respiratoires.
cav. gén, cavité générale.
s. contr. card, siège des contractions cardiaques.

Fig. 4. — Nymphe de *Culex*, vue par sa face dorsale.

app. resp, appareil respiratoire.

pal. nat, palette natatoire.

Fig. 5. — Partie antérieure d'une larve de *Stegomyia*.

gang. œs, ganglion œsophagien.
s. contr. card, siège des contrac-

tions cardiaques thoraciques.
vais. contr, vaisseaux contractiles.

Fig. 6. — Partie postérieure d'une larve de *Stegomyia*.

s. contr. card, siège contractile cardiaque abdominal.
t. aer, tube aérien.

st. resp, stigmate respiratoire.
sut. trach, suture trachéale.

Fig. 7. — Attitude d'une nymphe de *Culex* à la surface de l'eau.

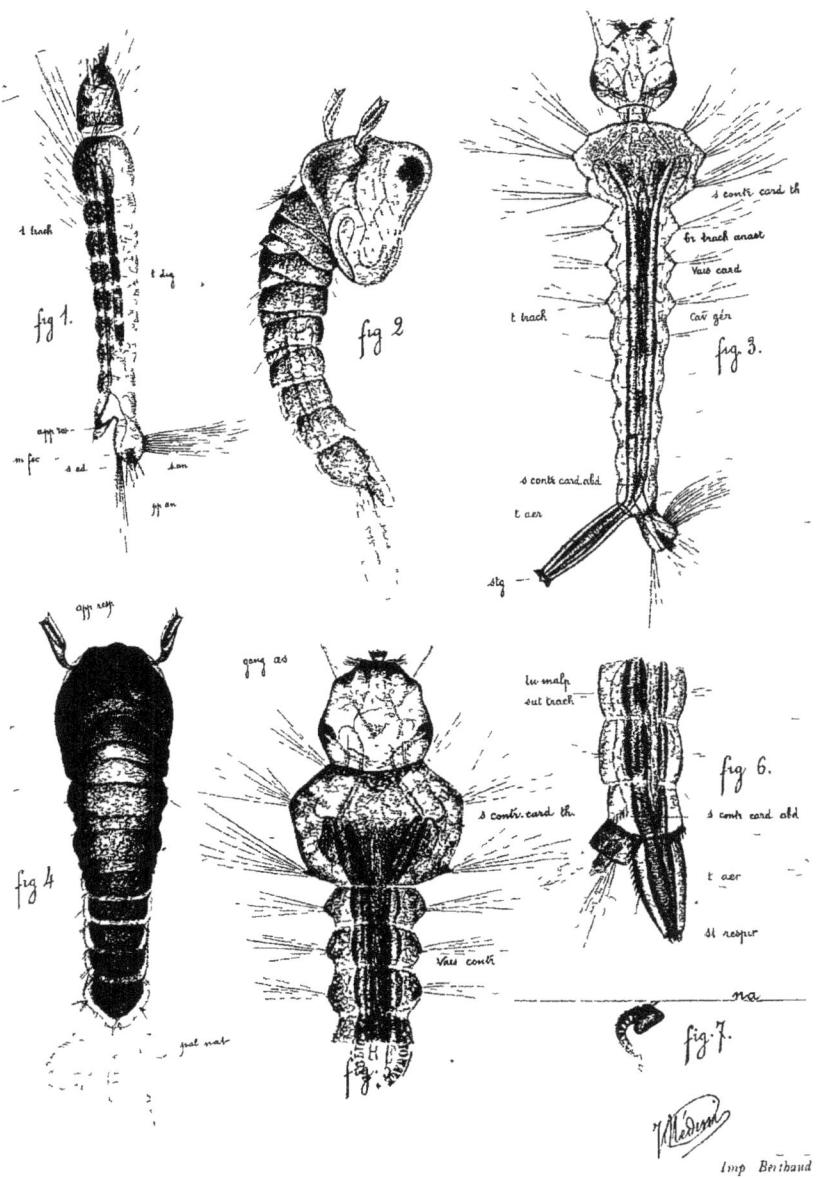

Larves et nymphes d'*Anophèles*, de *Culex* et de *Stegomyia*.

Imp Berthaud

Masson et Cᵗᵉ, Editeurs

PLANCHE IX

Fig. 1. — Coupe schématique d'un moustique femelle.

sty, faisceau des stylets.
g. tr, gaine de la trompe.
p. max, palpe maxillaire.
bulbe ph, bulbe pharyngien.
phar, pharynx.
œs, œsophage.
jabot, jabot.
jabots acc, jabots accessoires ou diverticules œsophagiens.
est, estomac.
v. chyl, ventricule chylifique.
am. rect, ampoule rectale.
gl. sal, glande salivaire.
cl. gl. sal, canal de la glande salivaire.
rec. sal, réceptacle salivaire.

tr. trach. princ, tronc trachéal principal.
v. card, ventricule cardiaque.
aorte, aorte.
g. sus.-œs, ganglion sus-œsophagien.
g. sous.-œs, ganglion sous-œsophagien.
g. thor, ganglions thoraciques.
gan. abd, ganglions abdominaux.
ovis. ovisac.
ovid, oviducte.
ovid. com, oviducte commun.
rec. sem, réceptacle séminal.
gl. genit, glande génitale sécrétant l'enveloppe de l'œuf.

Fig. 2. — Coupe de la figure précédente en AB.

Lre, labre.
Lum, labium.
Hyp, hypopharynx.
Max, maxille.

Man, mandibules.
C sal, canal salivaire.
M. l, muscle longitudinal.
tr, branche trachéale.

Fig. 3. — Coupe de la trompe à sa base, en CD.

Lre, labre.
Lum, labium.
P. max, palpe maxillaire.
Max, maxilles.
Man, mandibules.

Hyp, hypopharynx.
C, canal buccal.
C. sal, canal salivaire.
tr, branche trachéale.
m, muscle.

Fig. 4. — Coupe en EF.

g. sus.-œs, ganglion sus-œsophagien.
g. sous.-œs, ganglion sous-œsophagien.
Phar, pharynx.

M. Phar, muscles pharyngiens.
cl. sal, canal salivaire.
m, muscle de la tête.
tr, branche trachéale.

Fig. 5. — Coupe en GH.

am. rect, ampoule rectale.
rect, rectum.
gl. rect, glandes rectales.

gl. genit, glande génitale.
rec. sper, réceptacle spermatique.
ovid, oviducte.

Fig. 6. — Coupe d'un réceptacle séminal (Neveu-Lemaire).

Fig. 7. — Spermatozoïde.

Fig. 8. — Derniers anneaux abdominaux d'un Culex ♀.

p. gén, palpes génitaux.

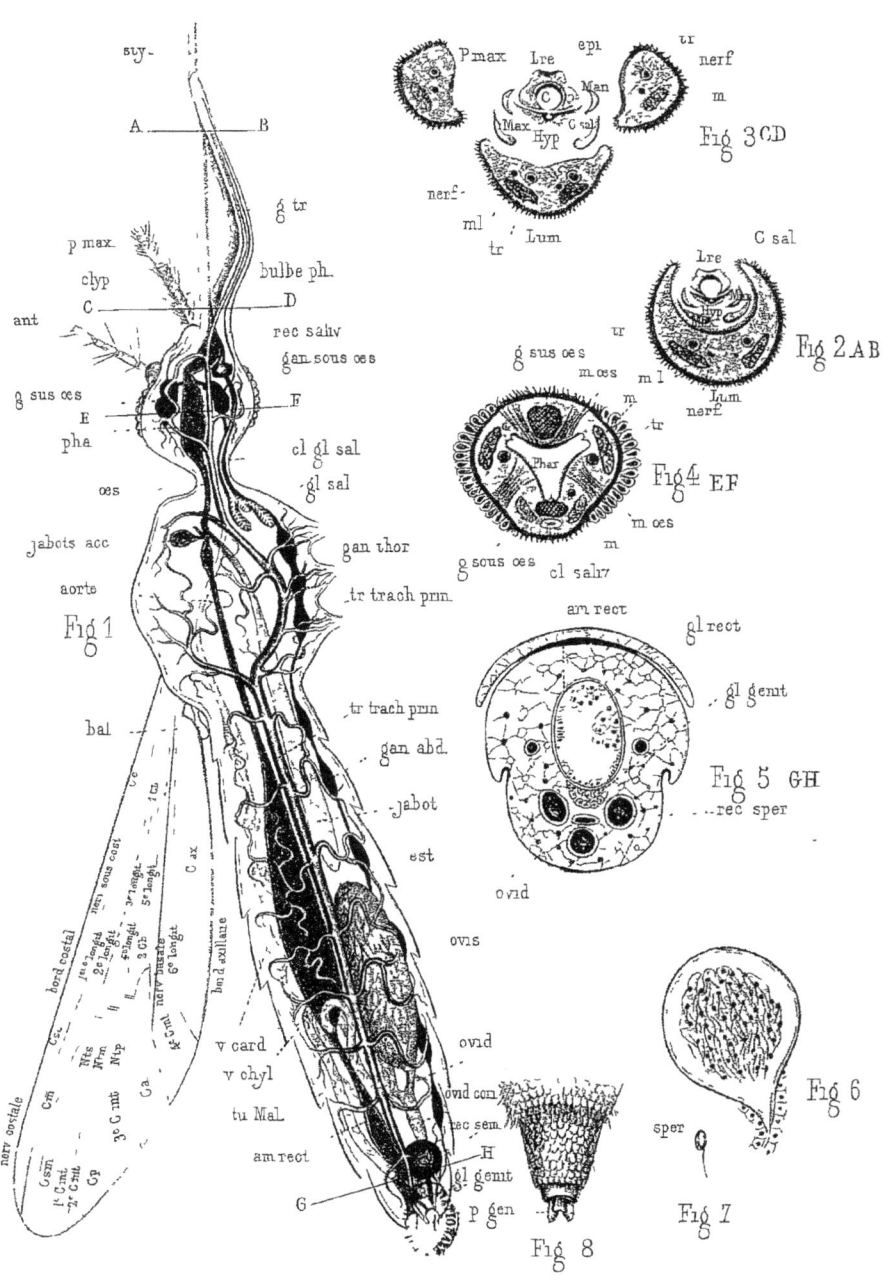

Anatomie d'un moustique.

Nicolet, lith   Imp L Lafontaine

Masson et Cⁱᵉ, éditeurs

PLANCHE X

Fig. 1. — Glande salivaire.

Fig. 2. — Organes génitaux d'un *Culex* ♂.

p. gén, palpes génitaux.
test, testicule.
vesi, vésicules séminales.
penis, pénis.
p. genit, palpe génital.

cro. fix, crochet fixateur.
esto, estomac.
t. Mal., tubes de Malpighi.
rect, rectum.

Fig. 3. — Tube digestif et appareil génital d'un *Culex* ♀ n'ayant pas encore fait de repas sanguin.

esto, estomac.
br. tr. sto, branche trachéale stomachique.
tu. Malp, tubes de Malpighi.
am. rect, ampoule rectale montrant ses glandes.
ovis, ovisac rempli de vésicules ovulaires.

br. tr. ov, branche trachéale ovarienne.
ovul, oviducte.
ovi. com, oviducte commun.
rec. sém, réceptacle séminal.
p. genit, palpes génitaux.

Fig. 4. — Vésicule ovulaire isolée.

Fig. 5. — Partie antérieure de l'estomac de la figure 3.

esto, estomac.
epit, épithélium.

glob, éléments globulaires.

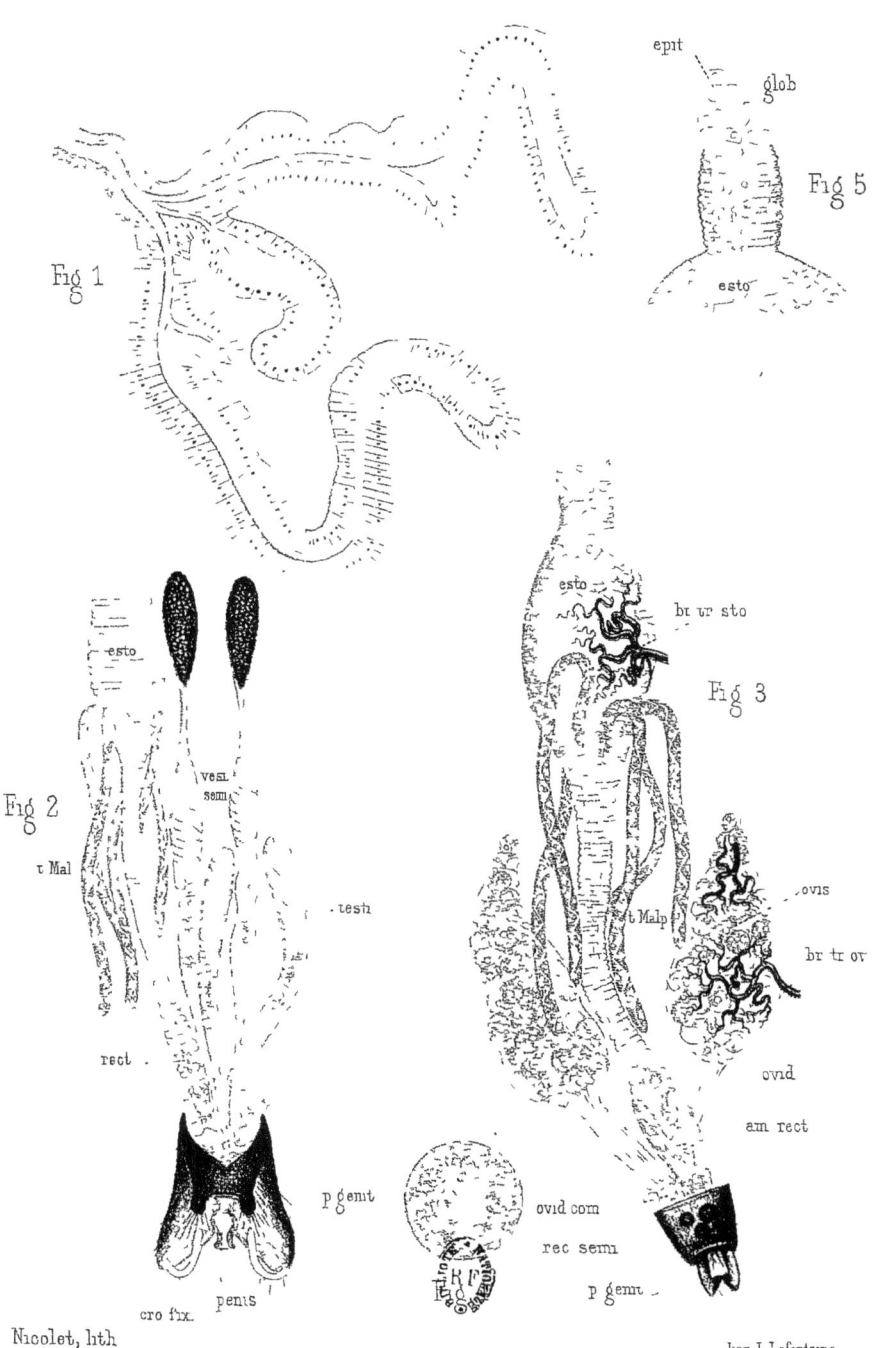

Glandes salivaires, tube digestif & organes génitaux du moustique

Masson et Cⁱᵉ, éditeurs

Fig. 1. — Moitié antérieure des tubes digestifs d'une larve; la tète est vue par sa face dorsale.

sph. œs., sphincter œsophagien.
lob. thor, lobules thoraciques.

tu. dig. fut, tube digestif futur de l'imago.
tu. dig. larv, tube digestif larvaire.

Fig. 2. — Tète de larve vue par sa face ventrale, munie de la moitié antérieure du tube digestif futur.

ant, antennes.
max, maxilles.
labre, labre prismatique à trois faces.
man, mandibule.
labium, labium.
br. tr. céph, branche trachéale céphalique.

œs, œsophage très musculeux.
br. tr. lob, branche trachéale lobulaire.
lob. thor, lobules thoraciques.
elem. fig, éléments figurés (protozoaires) des larves de *Stegomyia*.
glob, éléments globulaires.

Fig. 3. — Tète de larve munie de son tube digestif larvaire.

gan. œs, ganglions œsophagiens.
œs, œsophage.
t. dig. larv, tube digestif larvaire.

mat. excrém, matières excrémentielles.

Fig. 4. — Moitié postérieure du tube digestif de la larve de *Stegomyia*.

elem. fig, éléments figurés.
t. Malp, tubes de Malpighi.
bol. fec, bol fécal.

br. tr. an, branche trachéale anale.
ann. an, anneau anal.

Fig. 5. — Tube digestif d'une nymphe de *Stegomyia*.

esto, estomac.
elem. fig, éléments figurés (grégarines ou autres protozoaires) développés

chez la nymphe.
t. Malp, tubes de Malpighi.

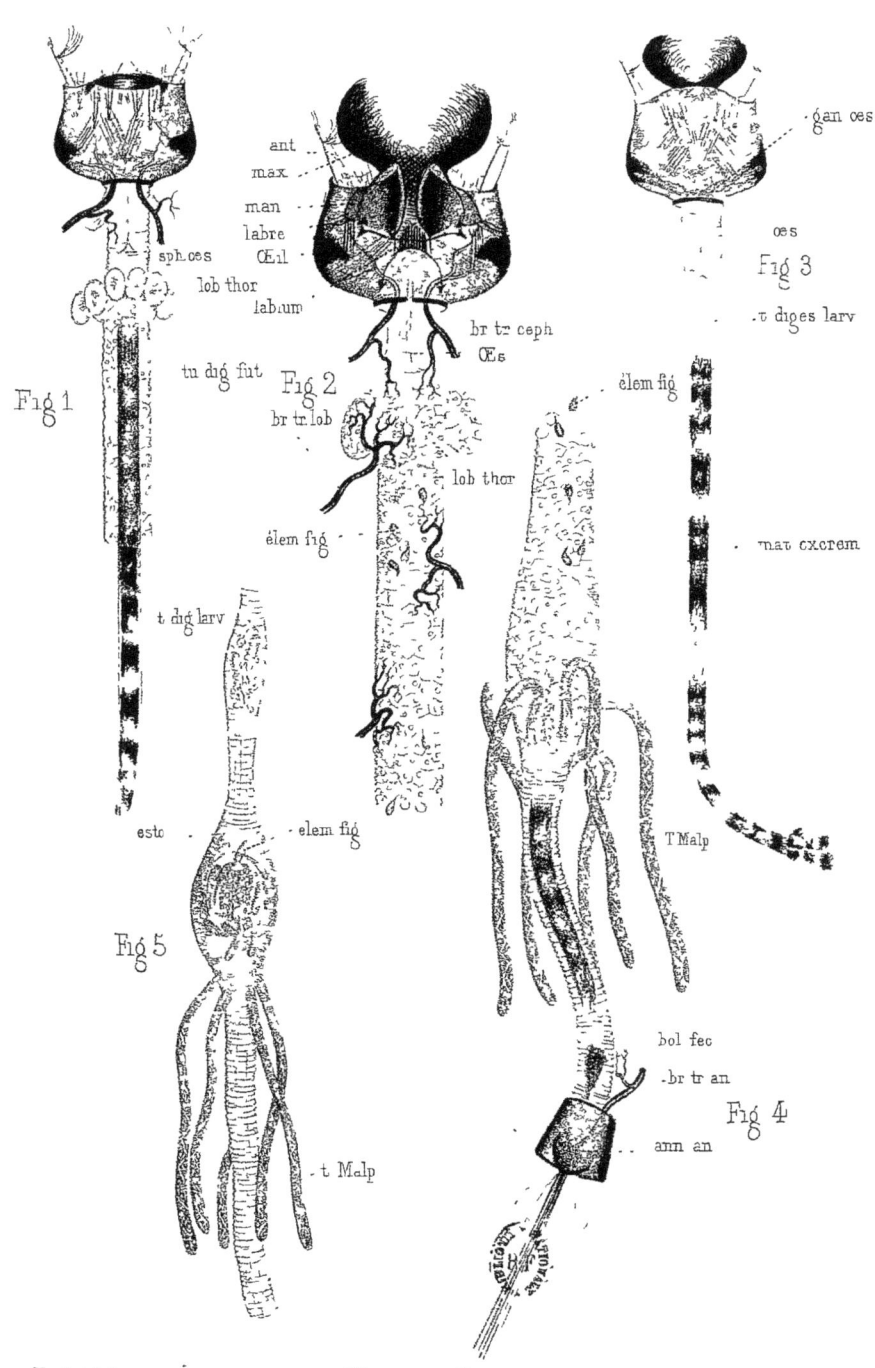

Tube digestif de la larve & de la nymphe.

Nicolet hth   Masson et C.ⁱᵉ, editeurs   Imp L Lafontaine

TABLE DES MATIÈRES

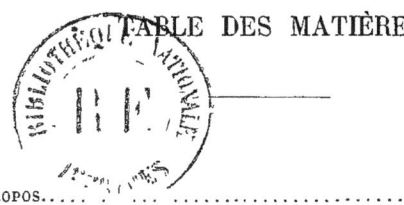

CHAPITRE III

Rôle des moustiques dans le paludisme.

CHAPITRE IV

**Les moustiques : morphologie, anatomie et biologie.
Classification.**

CHAPITRE V

Prophylaxie du paludisme.

CHAPITRE VI

L'expérience d'Ismaïlia.

CHAPITRE VII

La prophylaxie antipaludéenne et l'hygiène au point de vue économique et social.

3607-05.— CORBEIL. Imprimerie ED. CRÉTÉ

MASSON & Cⁱᴱ, Éditeurs

Libraires de l'Académie de Médecine, 120, boulevard Saint-Germain, Paris (viᵉ)

Pr. n° 425

EXTRAIT DU CATALOGUE MÉDICAL (1)

RÉCENTES PUBLICATIONS   Mars 1905

COLLECTION DE PRÉCIS MÉDICAUX

Cette nouvelle collection s'adresse aux étudiants, pour la préparation aux examens, et a tous les praticiens qui, à côte des grands Traites, ont besoin d'ouvrages concis, mais vraiment scientifiques, qui les tiennent au courant. D'un format maniable ces livres seront abondamment illustres ainsi qu'il convient à des livres d'enseignement.

Viennent de paraître :

Précis de ▨ ▨ ▨ ▨ ▨ ▨ ▨
▨ ▨ Physique Biologique

PAR

G. WEISS

Professeur agrege a la Faculte de Medecine de Paris.
Ingenieur des Ponts et Chaussees

1 vol. petit in-8 de 528 pages avec 543 figures, cart. toile anglaise souple.   **7 fr.**

Ce petit livre contient celles des principales applications de la physique a la biologie qui doivent rentrer dans le cadre des connaissances d'un etudiant à la fin de ses études et de tout médecin instruit.

Éléments de Physiologie

PAR

Maurice ARTHUS

Professeur a l'Ecole de medecine et de pharmacie de Marseille
Ancien professeur de physiologie a l'Universite de Fribourg (Suisse)

Deuxième édition revue et corrigée

Avec 122 figures dans le texte

1 vol. petit in-8° de xvi-764 pages, cart. toile anglaise souple. . . . .   **9 fr.**

---

(1) *La librairie Masson et Cⁱᵉ envoie gratuitement et franco de port les catalogues suivants à toutes les personnes qui lui en font la demande.* — **Catalogue** géneral *contenant, classes par subdivisions, tous les ouvrages ou periodiques publies à la librairie.* — **Catalogues de l'Encyclopédie scientifique des Aide-Mémoire.** *I. Section de l'ingenieur.* — *II. Section du biologiste.* — **Catalogue des ouvrages d'enseignement.**

Les livres de plus de 5 francs sont expédiés franco *au prix du Catalogue*
Les volumes de 5 francs et au-dessous sont augmentes de 10 °|₀, pour le port
Toute commande doit être accompagnée de son montant.

I

Introduction
à l'Étude de la Médecine

PAR

Le Dr H. ROGER
Professeur a la Faculté de Médecine de Paris.
Medecin de l'hôpital d'Aubervilliers.

Deuxième édition

1 volume in-8° de 761 pages, cartonné, suivi d'un lexique donnant l'etymologie
et la signification des termes techniques.

Broché . . . . **9** fr. — Cartonné . . . . **10** fr.

Glossaire   Médical   illustré

PAR LES DOCTEURS

L. LANDOUZY	F. JAYLE
Professeur à la Faculte de Paris,	Chef de Clinique de la Faculte
Membre de l'Academie de médecine.	a l'hopital Broca.

1 vol. in-8° carre de 664 pages avec 426 figures et 5 cartes en couleurs.

Cartonné . . . . **18** fr
Broche . . . . **16** fr.

✤✤✤✤✤✤✤✤✤ L'Æsculape ✤✤✤✤✤✤✤✤✤

Guide pratique à l'usage des Étudiants et des Docteurs en Médecine

PAR LES DOCTEURS

E. DE LAVARENNE	F. JAYLE
Medecin des Eaux de Luchon.	Chef de Clinique a la Faculte.

1 fort volume petit in-8°, richement relie toile. . . . . **6** fr.

Pathologie générale
expérimentale

Processus généraux

PAR LES

Dr CHANTEMESSE	Dr PODWYSSOTZKY
Professeur	Professeur de Pathologie a l'Université
à la Faculte de médecine	d'Odessa,
de Paris	Doyen de la même faculté

TOME I

Histoire naturelle de la maladie. Hérédite. Atrophies. Dégénerescence.
Concrétions. Gangrènes.

1 volume in-8° jésus de 428 pages, avec 162 figures en noir et en couleurs,
broche . . . . **22** fr.

TOME II

Hypertrophies. — Régénérations. — Tumeurs. — Pathologie de la circulation
sanguine. — Pathologie du sang. — Pathologie de la lymphe et de la circulation
lymphatique. — Inflammation. — Hypothermie. — Hyperthermie. — Fièvre.

1 volume grand in-8°, avec 57 figures en couleurs et 37 figures en noir. **22** fr.

Traité de Pathologie générale

OUVRAGE COMPLET

PUBLIÉ PAR

CH. BOUCHARD

MEMBRE DE L'INSTITUT

PROFESSEUR DE PATHOLOGIE GÉNÉRALE A LA FACULTÉ DE MÉDECINE DE PARIS

SECRÉTAIRE DE LA RÉDACTION

G.-H. ROGER

Professeur agrégé à la Faculté de médecine de Paris, Médecin des hôpitaux.

COLLABORATEURS :

MM. ARNOZAN — D'ARSONVAL — BENNI — F. BEZANÇON — R. BLANCHARD — BOINET — BOULAY — BOURCY — BRUN — CADIOT — CUABRIÉ — CHANTEMESSE — CHARRIN — CHAUFFARD — J. COURMONT — DEJERINE — PIERRE DELBET — DEVIC — DUCAMP — MATHIAS DUVAL — FÉRÉ — GAUCHER — GILBERT — GLEY — GOUGET — GUIGNARD — LOUIS GUINON — J.-F. GUYON — HALLÉ — HÉNOCQUE — HUGOUNENQ — M. LABBÉ — LAMBLING — LANDOUZY — LAVERAN — LEBRETON — LE GENDRE — LEJARS — LE NOIR — LERMOYEZ — LESNÉ — LETULLE — LUBET-BARBON — MARFAN — MAYOR — MENETRIER — MORAX — NETTER — PIERRET — RAVAUT — G.-H. ROGER — GABRIEL ROUX — RUFFER — SICARD — RAYMOND TRIPIER — VUILLEMIN — FERNAND WIDAL.

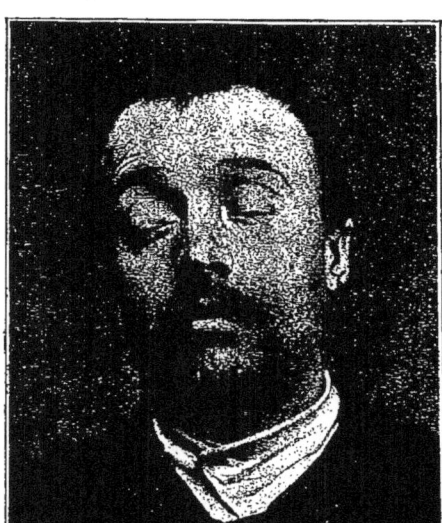

Fig. 300. — Facies de Hutchinson dans le tabes.

6 vol. grand in-8°, avec figures dans le texte : **126** fr.

Chaque volume est vendu séparément

TOME I. — 1 vol. grand in-8° de 1018 pages avec figures dans le texte : **18** fr.

TOME II. — 1 vol. grand in-8° de 940 pages avec figures dans le texte : **18** fr.

TOME III. — 1 vol. in-8° de 1400 pages avec figures dans le texte, publié en deux fascicules : **28** fr.

TOME IV. — 1 vol. in-8° de 719 pages avec figures dans le texte : **16** fr.

TOME V. — 1 vol. in-8° de 1180 pages avec nombreuses figures dans le texte : **28** fr.

TOME VI. — 1 vol. in-8° de 935 pages : **18** fr.

CHARCOT — BOUCHARD — BRISSAUD

BABINSKI — BALLET — P. BLOCQ — BOIX — BRAULT — CHANTEMESSE — CHARRIN CHAUFFARD — COURTOIS-SUFFIT — O. CROUZON — DUTIL — GILBERT — GUIGNARD G. GUILLAIN — L. GUINON — GEORGES GUINON — HALLION — LAMY LE GENDRE — A. LÉRI — P. LONDE — MARFAN — MARIE — MATHIEU NETTER — ŒTTINGER — ANDRÉ PETIT — RICHARDIÈRE ROGER — RUAULT — SOUQUES — THOINOT THIBIERGE — TOLLEMER — FERNAND WIDAL

TRAITÉ DE MÉDECINE

DEUXIÈME ÉDITION

(Entièrement refondue)

PUBLIÉE SOUS LA DIRECTION DE MM.

BOUCHARD
Professeur a la Faculté de médecine de Paris
Membre de l'Institut.

BRISSAUD
Professeur a la Faculté de médecine de Paris
Médecin de l'hôpital St-Antoine.

10 volumes grand in-8°, avec figures dans le texte
En Souscription. . . . . **150** francs.

Chaque volume est vendu séparément. MARS 1905.

TOME 1. 1 vol. grand in-8° de 845 pages, avec figures dans le texte : **16 fr.**

Les bactéries, par L. GUIGNARD. — *Pathologie générale infectieuse,* par A. CHARRIN. — *Troubles et maladies de la nutrition,* par PAUL LE GENDRE. — *Maladies infectieuses communes a l'homme et aux animaux,* par G.-H. ROGER.

TOME II. 1 vol. grand in-8° de 896 pages, avec figures dans le texte : **16 fr.**

Fièvre typhoïde, par A. CHANTEMESSE. — *Maladies infectieuses,* par F. WIDAL. — *Typhus exanthématique,* par L.-H. THOINOT. — *Fièvres éruptives,* par L. GUINON. — *Érysipèle,* par E. BOIX. — *Diphtérie,* par A. RUAULT. — *Rhumatisme articulaire aigu,* par W. ŒTTINGER. — *Scorbut,* par TOLLEMER.

TOME III. 1 vol. grand in-8° de 702 pages, avec figures dans le texte : **16 fr.**

Maladies cutanées, par G. THIBIERGE. — *Maladies vénériennes,* par G. THIBIERGE. — *Maladies du sang,* par A. GILBERT. — *Intoxications,* par H. RICHARDIERE.

TOME IV. 1 vol. grand in-8° de 680 pages, avec figures dans le texte : **16 fr.**

Maladies de l'estomac. par A. MATHIEU. — *Maladies du pancreas,* par A. MATHIEU. — *Maladies de l'intestin,* par COURTOIS-SUFFIT. — *Maladies du péritoine,* par COURTOIS-SUFFIT. — *Maladies de la bouche et du pharynx,* par A. RUAULT.

TOME V. 1 vol. grand in-8°, avec figures en noir et en couleurs dans le texte : **18 fr.**

Maladies du foie et des voies biliaires, par A. CHAUFFARD. — *Maladies du rein et des capsules surrénales,* par A. BRAULT. — *Pathologie des organes hématopoïétiques et des glandes vasculaires sanguines, moelle osseuse, rate, ganglions, thyroïde, thymus,* par G.-H. ROGER.

Tome VI. 1 vol. grand in-8° de 612 pages, avec figures dans le texte : **14 fr.**

Maladies du nez et du larynx, par A. Ruault. — *Asthme*, par E. Brissaud. — *Coqueluche*, par P. Le Gendre. — *Maladies des bronches*, par A.-B. Marfan. — *Troubles de la circulation pulmonaire*, par A.-B. Marfan. — *Maladies aiguës du poumon*, par Netter.

Tome VII. 1 vol. grand in-8° de 550 pages, avec figures dans le texte : **14 fr.**

Maladies chroniques du poumon, par A.-B. Marfan. — *Phtisie pulmonaire*, par A.-B. Marfan. — *Maladies de la plèvre*, par Netter. — *Maladies du médiastin*, par A.-B. Marfan.

Tome VIII. 1 vol. grand in-8° de 580 pages, avec figures dans le texte : **14 fr.**

Maladies du cœur, par M. André Petit. — *Maladies des vaisseaux sanguins*, par W. Œttinger.

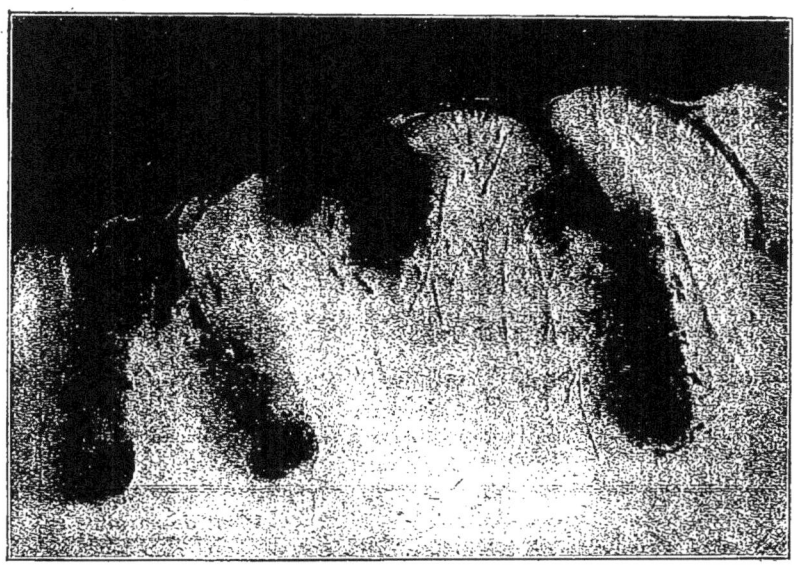

Figure extraite du Tome IX.

Tome IX. 1 vol. grand in-8° de 1092 pages, avec figures dans le texte : **18 fr.**

Maladies de l'encéphale, par E. Brissaud, Souques, P. Londe et Tollemer. — *Maladies de la protubérance et du bulbe*, par G. Guillain. — *Maladies intrinsèques de la moelle épinière*, par P. Marie, O. Crouzon, A. Léri et G. Guinon. — *Maladies extrinsèques de la moelle épinière*, par G. Guinon. — *Maladies des méninges*, par G. Guinon. — *Syphilis des centres nerveux*, par H. Lamy.

Tome X. 1 vol. grand in-8° avec figures dans le texte. (*Sous presse.*)

Les névrites. — Maladies des nerfs et des muscles en particulier. — Myopathie primitive, progressive. — Dystrophie d'origine nerveuse, paralysie générale progressive. — Les psychoses. — Chorées. — Paralysie agitante. — Maladie de Thomsen. — Neurasthénie, Épilepsie, Hystérie.

Table analytique des 10 volumes.

Traité des ▨ ▨ ▨ ▨ ▨ ▨ ▨ ▨ ▨

▨ ▨ Maladies de l'Enfance

Deuxième Édition, revue et augmentée

PUBLIÉE SOUS LA DIRECTION DE MM.

J. GRANCHER   ET   J. COMBY

PROFESSEUR A LA FACULTÉ DE PARIS   MÉDECIN
MEMBRE DE L'ACADÉMIE DE MÉDECINE   DE L'HÔPITAL DES ENFANTS-MALADES

---

5 volumes grand in-8° avec figures dans le texte. . . . . **112** francs.

Tome I. 1 volume grand in-8° de 1060 pages, avec figures : **22** fr.
Physiologie et Hygiène de l'Enfance. — Maladies infectieuses. — Maladies générales de la nutrition. — Intoxications.

Tome II. 1 volume grand in-8° de 964 pages, avec figures : **22** fr.
Maladies du tube digestif. — Maladies du pancréas. — Maladies du péritoine. — Maladies du foie. — Rate et ses maladies. — Maladies des capsules surrénales. — Maladies génito-urinaires.

Tome III. 1 volume grand in-8° de 994 pages, avec figures : **22** fr.
Maladies de l'appareil respiratoire. — Maladies de l'Appareil circulatoire.

Tome IV. 1 volume grand in-8° de 1076 pages avec figures : **22** fr.
Système nerveux. — Maladies de la peau.

Tome V. 1 vol. gr. in-8° de 1224 p. avec figures 24 fr.
Maladies du fœtus et du nouveau-né. — Organes des sens. — Maladies chirurgicales. — Thérapeutique. — Formulaire.

Vient de paraître :

Traité d'Anatomie ⚶ ⚶ ⚶

⚶ ⚶ ⚶ ⚶ ⚶ ⚶ ⚶ ⚶ Pathologique

GÉNÉRALE

PAR

R. TRIPIER

Professeur d'anatomie pathologique à la Faculté de Médecine
de l'Université de Lyon

---

1 vol. grand in-8° avec 239 figures en noir et en couleurs. **25** fr.

OUVRAGE COMPLET :

La Pratique ꙮ ꙮ ꙮ ꙮ ꙮ ꙮ ꙮ ꙮ
ꙮ ꙮ ꙮ ꙮ ꙮ ꙮ Dermatologique

Traité de Dermatologie appliquée

PUBLIÉ SOUS LA DIRECTION DE MM.

ERNEST BESNIER, L. BROCQ, L. JACQUET

PAR MM.

AUDRY, BALZER, BARBE, BAROZZI, BARTHÉLEMY, BÉNARD, ERNEST BESNIER,
BODIN, BRAULT, BROCQ, DE BRUN, COURTOIS-SUFFIT, DU CASTEL, A. CASTEX,
J. DARIER, DÉHU, DOMINICI, W. DUBREUILH, HUDELO, L. JACQUET, JEANSELME,
J.-B. LAFFITTE, LENGLET, LEREDDE, MERKLEN, PERRIN, RAYNAUD, RIST,
SABOURAUD, MARCEL SÉE, GEORGES THIBIERGE, F. TRÉMOLIÈRES, VEYRIÈRES.

4 volumes reliés toile, illustrés de figures en noir et de planches en couleurs.
156 fr.

Chaque volume est vendu séparément.

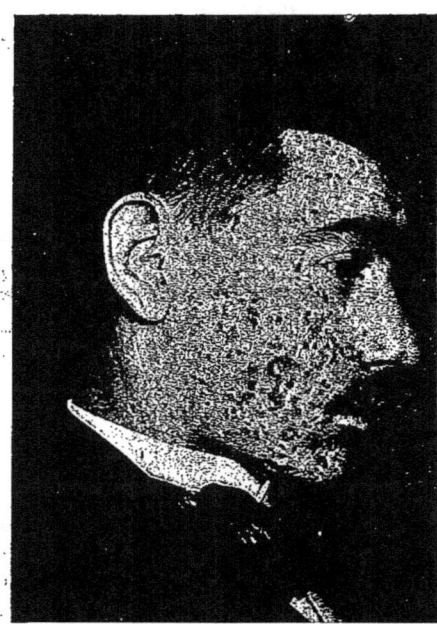

Tome V Fig. 20. — Paralysie faciale gauche.

TOME I. Avec 230 figures et 24 planches. **36 fr.**

Anatomie et Physiologie de la Peau. — Pathologie générale de la Peau. — Symptomatologie générale des Dermatoses. — Acanthosis nigricans. — Acnés. — Actinomycose. — Adénomes. — Alopécies. — Anesthésie locale. — Balanites. — Bouton d'Orient. — Brûlures. — Charbon. — Classifications dermatologiques. — Dermatites polymorphes douloureuses. — Dermatophytes. — Dermatozoaires. — Dermites infantiles simples. — Ecthyma.

TOME II. Avec 168 figures et 21 planches. **40 fr.**

Eczéma. — Electricité. — Eléphantiasis. — Epithéliomes. — Eruptions artificielles. — Erythèmes. — Erythrasma. — Erythrodermies. — Esthiomène. — Favus. — Folliculites. — Furonculose. — Gale. — Gangrène cutanée. — Gerçures. — Greffes. — Hématodermites. — Herpès. — Hydroa vacciniforme. — Ichtyose. — Impétigo. — Kératodermie symétrique. — Kératose pilaire. — Langue.

TOME III. Avec 201 figures et 19 planches. **40 fr.**

Lèpre. — Lichen. — Lupus. — Lymphadénie cutanée. — Lymphangiome. — Madura (Pied de). — Mélanodermies. — Milium et Pseudo-Milium. — Molluscum contagiosum. — Morve et Farcin. — Mycosis fongoïde. — Nævi. — Nodosités cutanées. — Œdème. — Ongles. — Maladie de Paget. — Papillomes. — Pelade. — Pellagre. — Pemphigus. — Perlèche. — Phtiriase. — Pian. — Pityriasis, etc.

TOME IV. Avec 213 figures et 25 planches. **40** fr.

- Poils. — Porokératose. — Prurigo. — Prurit. — Psoriasis. — Psorospermose. — Purpura. — Rhinosclérome. — Rupia. — Sarcomes. — Sclérodermie. — Séborrhée. — Séborrhéides. — Sensibilité. — Sudoripares (Glandes). — Tatouages. — Télangiectasie. — Tokelau. — Trichophytie — Trophonévroses. — Tuberculoses — Tumeurs. — Ulcères de jambes. — Ulcères des pays chauds. — Urticaire. — Urticaire pigmentaire. — Vergetures. — Verrues. — Vitiligo. — Xanthomes. — Xeroderma. — Zona.

Thérapeutique des Maladies de la Peau

Par le Dr LEREDDE

DIRECTEUR DE L'ÉTABLISSEMENT DERMATOLOGIQUE DE PARIS

1 volume in-8º, de 700 pages. . . . . **10** fr.

Cours de Dermatologie exotique

Par E. JEANSELME

Professeur agrégé à la Faculté de médecine de Paris, Médecin des Hôpitaux.

1 vol. in-8º, avec 5 cartes et 108 figures en noir et en couleurs. **10** fr.

Les Maladies du Cuir chevelu

PAR LE

Dr R. SABOURAUD

Chef du Laboratoire de la Ville de Paris à l'Hôpital Saint-Louis

I. — Maladies séborrhéiques : Séborrhée, Acnés, Calvitie

1 vol. in-8º, avec 91 figures dont 40 aquarelles en couleurs . . . . . . **10** fr.

II. — Maladies Desquamatives : Pityriasis et Alopécies pelliculaires

1 vol. in-8º, avec 122 fig. dans le texte en noir et en couleurs. . . . . **22** fr.

BIBLIOTHÈQUE
d'Hygiène thérapeutique
Fondée par le Professeur PROUST
Chaque volume in-16, cartonné toile, tranches rouges, **4** fr.

L'Hygiène du Goutteux (2ᵉ *édition*), par le Pʳ PROUST et A. MATHIEU.
L'Hygiène de l'Obèse, par le Professeur PROUST et A. MATHIEU.
L'Hygiène des Asthmatiques, par le Pʳ E. BRISSAUD.
L'Hygiène du Syphilitique, par H. BOURGES.
Hygiène et thérapeutique thermales, par G. DELFAU.
Les Cures thermales, par G. DELFAU.
L'Hygiène du Neurasthénique (2ᵉ *édition*), par le Pʳ PROUST et G. BALLET.
L'Hygiène des Albuminuriques, par le Dʳ SPRINGER.
L'Hygiène des Tuberculeux, par le Dʳ CHUQUET, préface du Dʳ DAREMBERG.
Hygiène et thérapeutique des maladies de la bouche, par le Dʳ CRUET, dentiste des hôpitaux de Paris, avec une préface du Professeur LANNELONGUE.
L'Hygiène des Diabétiques, par le Professeur PROUST et A. MATHIEU.
L'Hygiène des maladies du cœur, par le Dʳ VAQUEZ.
L'Hygiène du Dyspeptique, par le Dʳ LINOSSIER.
Hygiène thérapeutique des Maladies des fosses nasales, par MM. les Dʳˢ LUBET-BARBON et R. SARREMONE.

Traité d'Hygiène 🁢🁢🁢🁢🁢🁢🁢🁢🁢🁢🁢🁢
par A. PROUST
Professeur d'hygiène de la Faculté de médecine de l'Université de Paris
Membre de l'Académie de médecine, Inspecteur général des services sanitaires

Troisième Édition revue et considérablement augmentée
Avec la collaboration de

A. NETTER   ET   **H. BOURGES**
Professeur agrégé à la Faculté   Chef du laboratoire d'hygiène à la Faculté
Médecin de l'hôpital Trousseau   Auditeur au Comité consultatif d'hygiène publique

OUVRAGE COURONNÉ PAR L'INSTITUT ET LA FACULTÉ DE MÉDECINE

1 fort volume in-8°, avec figures et cartes . . . . **25 fr.**

Vient de paraître :

L'Alimentation
et les Régimes
CHEZ L'HOMME SAIN ET CHEZ LES MALADES
PAR
ARMAND GAUTIER
Membre de l'Institut et de l'Académie de Médecine,
Professeur à la Faculté de Médecine de Paris
Deuxième Édition revue et augmentée

1 *volume in-8° avec figures, broché*. . . . . **10** *fr.*

Les Maladies Populaires

MALADIES VÉNÉRIENNES, ALCOOLISME, TUBERCULOSE

ÉTUDE MÉDICO-SOCIALE

Leçons faites à la Faculté de médecine de Paris

par le Dr Louis RÉNON

Professeur agrege a la Faculte de Paris, Medecin de l'hôpital de la Pitie

1 volume in-8°, de 480 pages. . . . . **6 fr.**

GUIDE PRATIQUE DU MÉDECIN

dans les Accidents du Travail

LEURS SUITES MÉDICALES ET JUDICIAIRES

PAR

Em. FORGUE	E. JEANBRAU
Professeur a la Faculté de Montpellier	Professeur agregé a la Faculté de Montpellier
Correspondant de l'Academie de medecine	Laureat de la Societe de chirurgie

AVEC UNE PRÉFACE DE Me Jean CRUPPI

1 volume in-8°, de 370 pages. . . . . **4 fr. 50**

Traité de l'Alcoolisme

PAR LES DOCTEURS

H. TRIBOULET	Félix MATHIEU
Medecin des Hôpitaux	Medecin de l'Assistance a domicile

Roger MIGNOT

Ancien chef de clinique a la Faculte, Medecin des Asiles publics d'alienes

PRÉFACE DE M. LE PROFESSEUR JOFFROY

Un volume grand in-8°, de 480 pages. . . . . **6 fr.**

COMMENTAIRE ADMINISTRATIF ET TECHNIQUE

De la Loi du 15 Février 1902 relative à la

Protection de la Santé publique

PAR MM.

Le Dr A.-J. MARTIN	et	Albert BLUZET
Inspecteur général de l'Assainissement		Docteur en Droit
Chef des services techniques de la Ville de Paris		Rédacteur principal au Ministere de l'Interieur

Un vol. in-8° de 480 pages avec une *table alphabetique*. Broche, 7 fr. 50; cartonne toile. **8 fr. 50**

Vient de paraître :

L'Ankylostomiase

Maladie sociale (Anémie des Mineurs)

Biologie, Clinique, Traitement, Prophylaxie

PAR

A. CALMETTE	M. BRETON
Membre correspondant de l'Institut et de	Chef de clinique medicale a la Faculte
l'Academie de Medecine,	de Medecine de Lille
Directeur de l'Institut Pasteur de Lille.	Assistant a l'Institut Pasteur de Lille.

AVEC UN APPENDICE PAR E. FUSTER

Secretaire général de l'Alliance d'Hygiène sociale

Avec figures dans le texte

1 volume in-8 cartonné toile anglaise. . . . . **5 fr.**

Traité
de Physiologie

PAR

J.-P. MORAT	**Maurice DOYON**
PROFESSEUR A L'UNIVERSITÉ DE LYON	PROFESSEUR AGRÉGÉ A LA FACULTÉ DE MÉDECINE DE LYON

5 vol. grand in-8°, avec fig. en noir et en couleurs dans le texte. En souscription (Mars 1905). **60 fr.**

Chaque volume sera vendu séparément. — Toutefois, les éditeurs acceptent jusqu'à nouvel ordre, **au prix à forfait de 60 francs**, des souscriptions à l'ouvrage **complet**. — Les souscripteurs payeront en retirant chaque volume le prix marqué; mais le tome V et dernier leur sera fourni gratuïtement ou à un prix tel qu'ils n'aient, en aucun cas, payé plus de 60 francs pour le total de l'ouvrage.

Volumes publiés :

TOME I. — **Fonctions élémentaires.** — Prolégomènes, contraction, par J.-P. MORAT. — Sécrétion, milieu intérieur, par M. DOYON. 1 vol. grand in-8°, avec 194 figures noires et en couleurs. **15 fr.**
TOME II. — **Fonctions d'innervation**, par J.-P. MORAT. 1 vol. grand in-8°, avec 263 figures noires et en couleurs. **15 fr.**
TOME III. — **Fonctions de nutrition.** — Circulation, par M. DOYON ; Calorification, par J.-P. MORAT. 1 vol. grand in-8°, avec 173 figures noires et en couleurs. . **12 fr.**
TOME IV. — **Fonctions de nutrition** (*suite et fin*). — Respiration ; excrétion, par J.-P. MORAT ; Digestion ; absorption, par M. DOYON. 1 vol. grand in-8°, avec 167 figures en noir et en couleurs . . . . **12 fr.**

Sous presse : TOME V et dernier. — **Fonctions de relation et de reproduction.**

C'est un grand traité de physiologie, tel qu'il n'en était pas paru depuis la troisieme édition (1888) de l'ouvrage classique de Beaunis, que les auteurs ont eu le courage d'entreprendre et qu'ils mèneront certainement a bien, si l'on en juge par le remarquable spécimen qui forme le premier volume.

E. GLEY (*Archives de physiologie*).

Éléments de 🁢🁢🁢🁢🁢🁢🁢🁢
🁢🁢🁢🁢 Physiologie Humaine

PAR

Léon FRÉDÉRICQ ET J.-P. NUEL
Professeurs à l'Université de Liège.

CINQUIÈME ÉDITION REVUE ET AUGMENTÉE

1 vol. grand in-8° de xxvi-716 pages, avec 284 fig. dans le texte. . . **12 fr. 50**

Maladies des Pays chauds

par le Dr Patrick MANSON
Traduit de l'anglais, par MM. GUIBAUD et BRENGÜES

1 vol. in-8° cavalier de 776 pages, avec 3 pl. hors texte et 113 fig., broché. . . **12 fr.**

Trypanosomes et Trypanomiases

PAR

A. LAVERAN
de l'Institut et de l'Academie de medecine.

F. MESNIL
Chef de Laboratoire à l'Institut Pasteur.

1 vol. in-8° de XII-418 p., avec 61 figures et 1 planche en couleurs, . . **10 fr.**

L'Année Psychologique

PUBLIÉE PAR

Alfred BINET
Directeur du Laboratoire de Psychologie physiologique de la Sorbonne (Hautes Études)

AVEC LA COLLABORATION DE H. BEAUNIS — V. HENRI — TH. RIBOT

SECRÉTAIRE DE LA REDACTION.

LARGUIER DES BANCELS

10e année (1904). 1 volume in-8° avec figures dans le texte. . . . . **15 fr.**

❦ ❦ ❦ ❦ ❦ ❦ Le Vertige ❦ ❦ ❦ ❦ ❦ ❦

PAR LE

Dr Pierre BONNIER

1 vol. in-8° de 342 pages, broche. . . . . **5 fr.**

Le Système Nerveux Central

Structure et fonctions
Histoire critique des Théories et des Doctrines

par J. SOURY
Docteur ès lettres, directeur d'etudes a l'École pratique des Hautes Études, a la Sorbonne.

In-8° jésus de X-1868 pages, avec 25 figures, cart. à l'anglaise en 2 vol. **50 fr.**

❦ ❦ ❦ Manuel d'Ophtalmologie ❦ ❦ ❦

PAR

Le Dr E. FUCHS
Professeur ordinaire d'Ophtalmologie a l'Université de Vienne

TRADUIT SUR LA CINQUIÈME ÉDITION ALLEMANDE

PAR LES

Dr C. LACOMPTE et L. LEPLAT

DEUXIÈME ÉDITION

1 vol. in-8° de 860 pages, avec 221 fig. Cartonné a l'anglaise. . . . . **25 fr.**

Traité
de
Physique Biologique

PUBLIÉ SOUS LA DIRECTION DE MM.

D'ARSONVAL
Professeur au Collège de France
Membre de l'Institut et de l'Académie de médecine.

CHAUVEAU
Professeur au Muséum d'histoire naturelle
Membre de l'Institut et de l'Académie de médecine.

GARIEL
Ingénieur en chef des Ponts et Chaussées
Professeur à la Faculté de médecine de Paris
Membre de l'Académie de médecine.

MAREY
Professeur au Collège de France
Membre de l'Institut et de l'Académie de médecine

SECRÉTAIRE DE LA RÉDACTION
M. WEISS
Ingénieur des Ponts et Chaussées
Professeur agrégé à la Faculté de médecine de Paris.

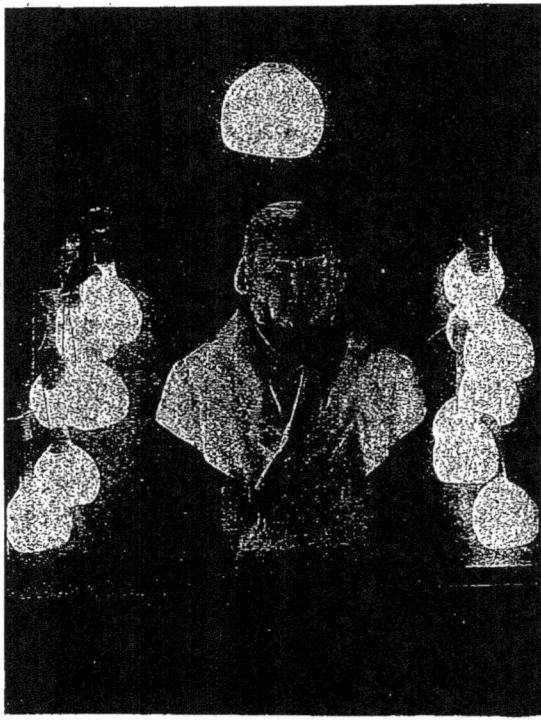

Tome II. Fig. 193. — Buste de Claude Bernard
éclairé à la lumière des microbes photogènes.

Tome I. — **Méca-nique, Actions moléculaires, Cha-leur.**

1 volume in-8° de 1150 pages avec 591 figures dans le texte.
25 fr.

Tome II. — **Radia-tions, Optique.**

1 volume in-8° de 1160 pages avec figures dans le texte
25 fr.

Tome III. — **Élec-tricité, Acoustique** (Sous presse).

CONDITIONS
DE LA
PUBLICATION :

Le **Traité de Phy-sique Biologique** sera publié en trois volumes : Tome I. *Mécanique. Actions moléculaires. Cha-leur.* — Tome II. *Radiations. Optique.* — Tome III. *lectri-cité. Acoustique.* — Chaque volume sera vendu séparément.

Les tomes I et II sont vendus **25 fr.** chacun. On souscrit dès maintenant à l'ouvrage complet au prix de **70 fr.** — Ce prix restera tel jusqu'à la publication du tome III.

COLLECTION DE PLANCHES MURALES

DESTINEES A

L'Enseignement

de la Bactériologie

Publiées par l'INSTITUT PASTEUR DE PARIS

65 planches du format 80 × 62 cm., tirées en couleurs sur papier toile. *Avec texte explicatif rédigé en français, allemand et anglais.* **Prix : 250 fr.** (port en sus).

CLINIQUE MÉDICALE LAËNNEC

PLANCHES MURALES DESTINÉES A L'ENSEIGNEMENT

de l'Hématologie

et de la Cytologie

PUBLIÉES SOUS LA DIRECTION DE

L. LANDOUZY et **M. LABBÉ**
Professeur de Clinique   Chef de Laboratoire

SANG NORMAL, SANG PATHOLOGIQUE, SÉRUM, CYTODIAGNOSTIC

15 planches du format 80×62 cm., tirées en couleurs sur papier toile. *Avec texte explicatif en français, allemand et anglais.* **Prix: 60 francs** (port en sus).

Traité de Bactériologie

Pure et appliquée

à la médecine et à l'hygiène

PAR LES DOCTEURS

P. MIQUEL et **R. CAMBIER**
Docteur es sciences, Directeur du Laboratoire   Sous-Directeur du Laboratoire de Bactériologie
de Bactériologie de la Ville de Paris   de la Ville de Paris

1 *fort volume grand in-8° jésus de 1060 pages avec 224 figures noires et en couleurs.*

Prix: **25** francs

OUVRAGE COMPLET

Traité d'Anatomie Humaine

PUBLIÉ SOUS LA DIRECTION DE

P. POIRIER   et   **A. CHARPY**

Professeur d'anatomie à la Faculté
de médecine de Paris
Chirurgien des hôpitaux

Professeur d'anatomie
a la Faculté de médecine
de Toulouse

AVEC LA COLLABORATION DE

O. AMOEDO — A. BRANCA — A. CANNIEU — B. CUNÉO — G. DELAMARE
Paul DELBET — A. DRUAULT — P. FREDET — GLANTENAY — A. GOSSET — M. GUIBÉ
P. JACQUES — TH. JONNESCO — E. LAGUESSE — L. MANOUVRIER
M. MOTAIS — A. NICOLAS — P. NOBÉCOURT — O. PASTEAU — M. PICOU
A. PRENANT — H. RIEFFEL — CH. SIMON — A. SOULIÉ

5 volumes grand in-8° avec figures noires et en couleurs . . . . **160** fr.

Traité
de Chirurgie

Publié sous la direction

DE MM.

Simon DUPLAY
Professeur de Clinique chirurgicale à la Faculté
de médecine de Paris
Chirurgien de l'Hôtel-Dieu
Membre de l'Académie de médecine

Paul RECLUS
Professeur agrégé à la Faculté de médecine
Chirurgien des hôpitaux
Membre de l'Académie de médecine

PAR MM.

BERGER — BROCA — Pierre DELBET — DELENS — DEMOULIN
J.-L. FAURE — FORGUE — GÉRARD-MARCHANT
HARTMANN — HEYDENREICH — JALAGUIER — KIRMISSON — LAGRANGE
LEJARS — MICHAUX — NÉLATON
PEYROT — PONCET — QUÉNU — RICARD — RIEFFEL — SEGOND
TUFFIER — WALTHER

DEUXIÈME ÉDITION, ENTIÈREMENT REFONDUE
8 volumes grand in-8° avec nombreuses figures dans le texte. . . **150 fr.**

Chaque volume est vendu séparément.

Précis de Manuel opératoire
Par L.-H. FARABEUF
Professeur à la Faculté de Paris, Membre de l'Académie de médecine

Nouvelle édition. 1 vol. in-8°, avec 799 figures dans le texte. . . . . . **16 fr.**

2

Traité de Technique ✦ ✦ ✦ ✦ ✦ ✦
✦ ✦ ✦ ✦ ✦ ✦ ✦ ✦ ✦ ✦ ✦ ✦ ✦ Opératoire

PAR MM.

Ch. MONOD

Professeur agrégé
à la Faculté de Médecine de Paris
Chirurgien de l'Hôpital Saint-Antoine
Membre de l'Académie de Médecine.

J. VANVERTS

Ancien interne
Lauréat des Hôpitaux de Paris
Chef de Clinique
à la Faculté de Médecine de Lille.

2 vol. gr. in-8°, formant ensemble 1960 p. et illustrés de 1908 fig. **40** *fr.*

Tome I : 1° *Méthodes et procédés de l'asepsie et de l'antisepsie, moyens de réunion et d'hémostase, anesthésie;* 2° *Opérations sur les divers tissus;* 3° *Opérations sur* les membres, le crâne et l'encéphale, le rachis et la moelle, l'appareil visuel, le nez, les fosses nasales, les sinus de la face, le naso-pharynx, l'oreille, le cou, le thorax, le sein.

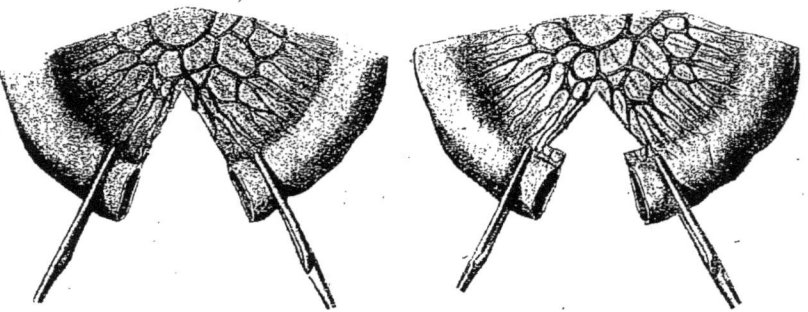

Tome II. Fig. 260 et 261. Résection du mésentère.

Tome II : *Opérations sur* la *bouche,* les *glandes salivaires,* le *pharynx,* l'œsophage, l'estomac, l'intestin, le *rectum* et l'anus, le *foie,* les *voies biliaires,* la *rate,* le *rein,* l'uretère, la *vessie,* l'urètre, les *organes génitaux de l'homme et de la femme.*

Les Fractures ✦ ✦ ✦ ✦ ✦ ✦ ✦ ✦
✦ ✦ ✦ ✦ ✦ ✦ ✦ ✦ ✦ des Os longs
Leur Traitement pratique

PAR LES DOCTEURS

J. HENNEQUIN   ᴇᴛ   Robert LŒWY

Membre
de la Société de Chirurgie.

Ancien interne des Hôpitaux
Lauréat de l'Institut.

1 vol. grand in-8° avec 215 fig. dont 25 planches représentent 222 radiographies originales.. . . . . **16** fr.

Traité
de Chirurgie d'urgence

PAR

FÉLIX LEJARS
Professeur agrégé à la Faculté de Paris, Chirurgien de l'hôpital Tenon.

QUATRIÈME ÉDITION

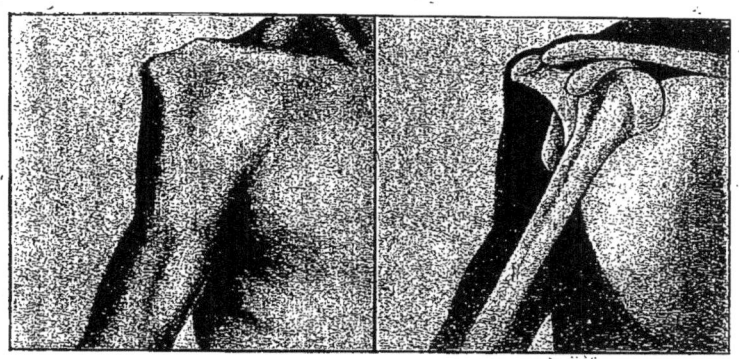

Fig. 570. — Luxation intra-coracoïdienne.

1 volume grand in-8° de 1046 pages, avec 820 figures dans le texte (dont 478 dessinées d'après nature par le Dr E. DALEINE et 167 photographies originales), et 16 planches hors texte en couleurs. Relié toile. . 30 fr.

Ouvrage complet :

Précis de ▨ ▨ ▨ ▨ ▨ ▨ ▨ ▨ ▨ ▨
▨ ▨ ▨ Technique opératoire

PAR LES PROSECTEURS DE LA FACULTÉ DE MÉDECINE DE PARIS
AVEC INTRODUCTION
Par le Professeur Paul BERGER

Le *Précis de Technique opératoire* est divisé en 7 volumes.

Tête et cou, par CH. LENORMANT.
Thorax et membre supérieur, par A. SCHWARTZ.
Abdomen, par M. GUIBÉ.
Appareil urinaire et appareil génital de l'homme, par PIERRE DUVAL.
Pratique courante et Chirurgie d'urgence, par VICTOR VEAU.
Membre inférieur, par GEORGES LABEY.
Appareil génital de la femme, par ROBERT PROUST.

Chaque volume cartonné toile et illustré d'environ 200 figures. . . . 4 fr. 50

Précis d'Obstétrique

PAR

A. RIBEMONT-DESSAIGNES

Professeur agrege à la Faculté de medecine de Paris. Accoucheur de l'Hôpital Beaujon
Membre de l'Academie de medecine.

ET

G. LEPAGE

Professeur agrege à la Faculté de medecine de Paris.
Accoucheur de l'Hôpital de la Pitie,

SIXIÈME EDITION ENTIÈREMENT REFONDUE

1 volume grand in-8° de 1420 pages avec 568 figures dans le texte dont 400 dessinées par
RIBEMONT-DESSAIGNES. Relié toile : **30 fr.**

Cette nouvelle édition du **Précis d'obstétrique** n'est pas une simple réédition de l'édition précédente plus ou moins modifiée, mais est le résultat d'un remaniement complet.

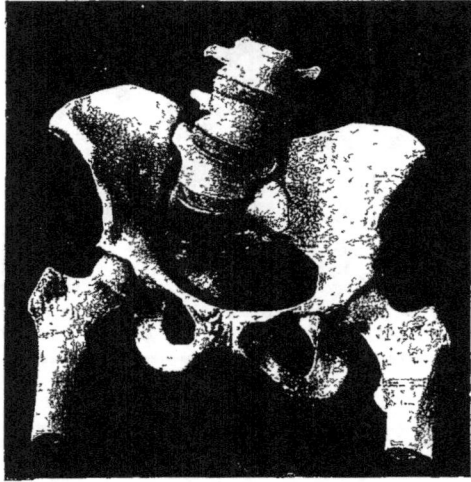

Fig. 376. — Bassin oblique ovalaire avec synostose de l'articulation sacro-iliaque du côté droit

Pour rester dans le cadre d'une œuvre didactique, il était nécessaire que le volume ne fût pas augmenté. C'est à quoi sont arrivés les auteurs en supprimant la presque totalité des notions anatomo-physiologiques concernant l'appareil génital de la femme et en procédant a une revision soigneuse des figures et du texte.

Ils ont pu ainsi 1° ajouter un certain nombre de figures nouvelles; 2° développer certaines questions de pratique, telles que celles des complications et hémorragies de la délivrance, des infections puerpérales, des ruptures de l'utérus, de l'ophtalmie purulente des nouveau-nés, etc.; mettre au point la plupart des questions importantes ; 3° traiter des sujets nouveaux, tels que l'application de la radiographie à l'obstétrique. A la pathologie médicale du nouveauné ont été ajoutées des notions sommaires sur la pathologie chirurgicale de l'enfant qui vient de naître.

Précis Élémentaire d'Anatomie, ❧ ❧ ❧ ❧ ❧ ❧
❧ ❧ ❧ ❧ ❧ ❧ de Physiologie et de Pathologie

PAR

P. RUDAUX

Ancien chef de clinique à la Faculté de medecine de Paris

avec Préface par M. RIBEMONT-DESSAIGNES

1 volume avec 462 figures. Cartonné toile . . . . **8 fr.**

Ce volume, destiné aux élèves sages-femmes, contient les notions qui leur sont nécessaires et sert en quelque sorte de complément à la nouvelle édition du **Précis d'Obstétrique**, où les auteurs, en raison de la publication de ce petit volume, ont cru pouvoir supprimer la presque totalité des notions anatomo-physiologiques.

Traité de Gynécologie

Clinique et Opératoire

PAR

Samuel POZZI

Professeur de Clinique Gynecologique à la Faculté de Médecine de Paris
Membre de l'Academie de Medecine, Chirurgien de l'hôpital Broca.

QUATRIÈME ÉDITION ENTIÈREMENT REFONDUE

AVEC LA COLLABORATION DE

F. JAYLE

Chef de Clinique a la Faculté de Paris.

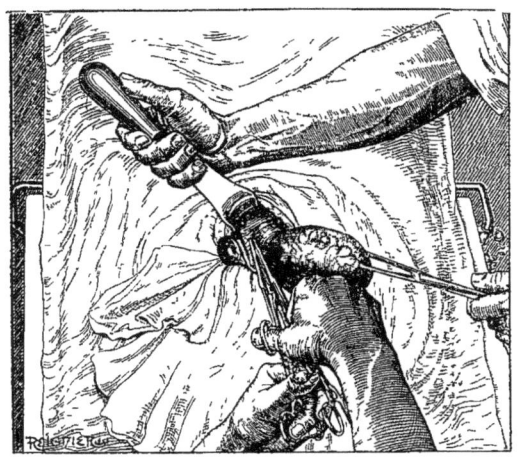

Vient de paraître :

Tome I. — Asepsie et Antisepsie. — Anesthesie. — Moyens de reunion et d'hémostase. — Exploration gynecologique. — Metrites. — Fibromes utérins Cancer de l'utérus. — Déplacements de l'uterus.

1 vol. grand in-8°, de 800 pages avec figures dans le texte, relie toile. **20** fr

Tome II. — Maladies des annexes. — Tuberculose genitale. — Grossesse extra-utérine. — Maladies du vagin. — Maladies de la vulve. — Malformations. (*Sous presse.*)

Petite Chirurgie Pratique

PAR LES DOCTEURS

Th. TUFFIER
Prof agrege, Chirurgien de l'hôpital Beaujon.

P. DESFOSSES
Ancien interne des hôpitaux de Paris.

1 volume in-8° de 528 pages, avec 307 figures, cartonné à l'anglaise. . . **10** fr.

ACHARD. — *Nouveaux procédés d'exploration.* Leçons professées à la Faculté de médecine de Paris, par CH. ACHARD, agrégé, médecin de l'hôpital Tenon, recueillies et rédigées par P. SAINTON et M. LŒPER. *Deuxième édition, revue et augmentée.* 1 vol. grand in-8°, avec figures en noir et en couleurs . **8 fr.**

ALBARRAN ET IMBERT. — *Les Tumeurs du Rein,* par MM. J. ALBARRAN, professeur agrégé à la Faculté de Médecine de Paris et L. IMBERT, professeur agrégé à la Faculté de Médecine de Montpellier. 1 vol. grand in-8° avec 106 figures dans le texte, en noir et en couleur . . . . **20 fr.**

BOREL. — *Choléra et Peste dans le Pèlerinage musulman.* *Étude d'Hygiène internationale,* par le Dʳ FRÉDÉRIC BOREL, médecin sanitaire maritime, ancien médecin de l'Administration sanitaire de l'Empire ottoman. 1 vol. in-8°. **4 fr.**

BRISSAUD. — *Leçons sur les maladies nerveuses* (Salpêtrière, 1893-1894), par le professeur BRISSAUD, recueillies et publiées par HENRY MEIGE. 1 vol. in-8° avec 240 fig. . . . . **18 fr.**

— *Leçons sur les maladies nerveuses (Deuxième série;* hôpital Saint-Antoine), par le professeur BRISSAUD, recueillies et publiées par HENRY MEIGE. 1 vol. in-8° avec 165 figures. . . . . **15 fr.**

BROCA. — *Leçons cliniques de Chirurgie infantile,* par A. BROCA, chirurgien de l'Hôpital Tenon (Enfants Malades), professeur agrégé.
2ᵉ SÉRIE. 1 vol. in-8° broché, avec 99 figures. . . . . **10 fr.**

CALOT. — *Technique du Traitement de la Coxalgie,* par le Dʳ CALOT, Chirurgien en chef de l'hôpital Rothschild, de l'hôpital Cazin-Perrochaud, etc. 1 vol. grand in-8°, avec 178 figures dans le texte. . . . . **7 fr.**

CHARRIN. — *Leçons de pathogénie appliquée.* Clinique médicale, Hôtel-Dieu (1895-1896), par A. CHARRIN, professeur agrégé, médecin des hôpitaux, assistant au Collège de France. 1 vol. in-8° . . . . **6 fr.**

— *Les Défenses naturelles de l'organisme : Leçons professées au Collège de France,* par A. CHARRIN. 1 vol. in-8°. . . . . **6 fr.**

DEGUY ET WEILL. — *Manuel pratique du traitement de la diphtérie* (*Sérothérapie, Tubage, Trachéotomie*), par DEGUY, chef du laboratoire à l'hôpital des Enfants, et BENJAMIN WEILL, moniteur à l'hôpital des Enfants-Malades. Introduction par A.-B. MARFAN, 1 vol. in-8° br., avec figures . . . . . **6 fr.**

DIEULAFOY. — *Clinique médicale de l'Hôtel-Dieu de Paris,* par le Professeur G. DIEULAFOY, 4 vol. gr. in-8°, avec figures dans le texte.

    I. 1896-1897. 1 vol. in-8° . . . . **10 fr.**
    II. 1897-1898. 1 vol. in-8° . . . . **10 fr.**
    III. 1898-1899. 1 vol. in-8° . . . . **10 fr.**
    IV. 1900-1901. 1 vol. in-8° . . . . **10 fr.**

DUCLAUX. — *Pasteur. Histoire d'un esprit,* par E. DUCLAUX, membre de l'Institut, directeur de l'Institut Pasteur, 1 vol. gr. in-8°, avec 22 figures. . . **5 fr.**

— *Traité de microbiologie,* par E. DUCLAUX. 7 volumes.
Tome I. *Microbiologie générale.* — Tome II. *Diastases, toxines et venins.* — Tome III. *Fermentation alcoolique.* — Tome IV. *Fermentations variées des diverses substances ternaires.* Chaque volume gr. in-8° avec figures. **15 fr.**

DUVAL. — *Précis d'histologie,* par M. MATHIAS DUVAL, professeur à la Faculté de médecine de Paris, membre de l'Académie de médecine. *Deuxième édition revue et augmentée.* 1 vol. gr. in-8°, avec 427 figures dans le texte . . . **18 fr.**

GAUTIER (A.). — *Cours de Chimie minérale et organique*, par M. ARM. GAU-
TIER, membre de l'Institut, professeur à la Faculté de médecine de Paris.
Deuxième édition, revue et mise au courant. 2 vol. grand in-8°, avec figures.
I. *Chimie minérale.* 1 vol. grand in-8°, avec 244 figures dans le texte. 16 fr.
II. *Chimie organique.* 1 vol. grand in-8°, avec 72 figures. . . . . . . 16 fr.

— *Leçons de Chimie biologique normale et pathologique. Deuxième édition*,
publiée avec la collaboration de M. ARTHUS, professeur de physiologie à l'Université de Fribourg. 1 vol. in-8°, avec 110 figures. . . . . 18 fr.

HAYEM. — *Leçons sur les maladies du sang (Clinique de l'hôpital Saint-
Antoine)*, par GEORGES HAYEM, professeur, médecin des hôpitaux, membre de
l'Académie de médecine, recueillies par MM. E. PARMENTIER et R. BENSAUDE,
1 vol. in-8°, avec 4 planches en couleurs. . . . . 15 fr.

JAVAL. — *Entre aveugles : Conseils à l'usage des personnes qui viennent de
perdre la vue*, par le D*r* Émile JAVAL, membre de l'Académie de médecine.
1 vol. in-16 avec frontispice. . . . . 2 fr. 50

KIRMISSON. — *Leçons cliniques sur les maladies de l'appareil locomoteur
(os, articulations, muscles)*, par le D*r* KIRMISSON, professeur à la Faculté de
médecine, chirurgien des hôpitaux. 1 vol. in-8°, avec figures . . . . . 10 fr.

— *Traité des maladies chirurgicales d'origine congénitale*, par le professeur KIRMISSON. 1 vol. in-8°, avec 311 fig. et 2 pl. en couleurs . . 15 fr.

— *Les Difformités acquises de l'Appareil locomoteur pendant l'enfance et
l'adolescence*, par le professeur KIRMISSON. 1 vol. in-8°, avec 430 figures dans
le texte. . . . . 15 fr.

LAVERAN. — *Traité du Paludisme*, par A. LAVERAN, membre de l'Académie de
médecine et de l'Institut de France. 1 vol. grand in-8°, avec 27 figures dans le
texte et une planche en couleurs . . . . 10 fr.

LUYS. — *La Séparation de l'urine des deux reins*, par GEORGES LUYS,
assistant du Service des voies urinaires à l'hôpital Lariboisière, préface de
Henri HARTMANN, professeur agrégé, chirurgien de l'hôpital Lariboisière, avec
35 figures dans le texte . . . . 6 fr.

Manuel de pathologie externe, par MM. RECLUS, KIRMISSON, PEYROT, BOUILLY,
professeurs agrégés à la Faculté de médecine de Paris, chirurgiens des hôpitaux.
Septième édition entièrement refondue, illustrée de nombreuses figures.
4 vol. in-8°, avec figures dans le texte. . . . . 40 fr.

I. *Maladies des tissus et des organes*, par le D*r* P. RECLUS.
II. *Maladies des régions : Tête et rachis*, par le D*r* KIRMISSON.
III. *Maladies des régions : Poitrine et abdomen*, par le D*r* PEYROT.
IV. *Maladies des régions : Organes génito-urinaires, membres*, par le D*r* BOUILLY.

Chaque volume est vendu séparément . . . . 10 fr.

MEIGE (HENRY) ET FEINDEL (E.). — *Les Tics et leur Traitement*. Préface de
M. le Professeur BRISSAUD. 1 vol. in-8° de 640 pages . . . . 6 fr.

METCHNIKOFF. — *L'immunité dans les maladies infectieuses*, par Elie MET-
CHNIKOFF, professeur à l'Institut Pasteur, membre étranger de la Société royale
de Londres. Un vol. gr. in-8° avec 45 figures en couleurs dans le texte. 12 fr.

— *Études sur la Nature humaine, essai de philosophie optimiste*, par Elie MET-
CHNIKOFF, professeur à l'Institut Pasteur. 1 vol. in-8° avec fig. dans le texte. 6 fr.

NOCARD ET LECLAINCHE. — *Les maladies microbiennes des animaux*, par Ed. NOCARD et E. LECLAINCHE, professeur à l'Ecole de Toulouse. *Troisième édition entièrement refondue et considérablement augmentée.* 2 vol. grand in-8.   **22 fr.**

— *Traité des Résections* et des opérations conservatrices que l'on peut pratiquer sur le système osseux, par le Pʳ L. OLLIER. 3 vol. . . . .   **50 fr.**

I. *Introduction.* — *Résections en général.* 1 vol. in-8°, avec 127 fig. . . .   **16 fr.**
II. *Résections en particulier. Membre supérieur.* 1 vol. in-8°, avec 156 fig.   **16 fr.**
III. *Résections en particulier. Résections du membre inférieur, tête et tronc.*

1 vol. in-8°, avec 224 fig. . . . . ;   **22 fr.**

PANAS. — *Traité des maladies des yeux,* par PH. PANAS, professeur de clinique ophtalmologique à la Faculté de médecine, chirurgien de l'Hôtel-Dieu, membre de l'Académie de médecine, membre honoraire et ancien président de la Société de chirurgie. 2 vol. gr. in-8°, avec 453 fig. et 7 pl. en coul. Reliés toile.   **40 fr.**

PRUNIER. — *Les Médicaments chimiques,* par Léon PRUNIER, membre de l'Académie de médecine, pharmacien en chef des hôpitaux de Paris, professeur à l'École supérieure de pharmacie.

I. *Composés minéraux.* 1 vol. grand in-8°, avec 137 fig. dans le texte. .   **15 fr.**
II. *Composés organiques.* 1 vol. grand in-8°, avec 47 fig. dans le texte.   **15 fr.**

QUINTON. — *L'eau de mer milieu organique. Constance du milieu marin originel comme milieu vital des cellules à travers la série animale,* par RENÉ QUINTON, Assistant du laboratoire de Physiologie pathologique des Hautes Études au Collège de France. 1 vol. in-8°, broché. . . . .   **15 fr.**

RECLUS. — *L'anesthésie localisée par la cocaïne,* par le Dʳ PAUL RECLUS, professeur agrégé à la Faculté de médecine de Paris, chirurgien de l'hôpital Laënnec, membre de l'Académie de médecine. 1 vol. petit in-8° avec 59 figures dans le texte. . . . .   **4 fr.**

REDARD. — *Traité pratique des déviations de la colonne vertébrale,* par P. REDARD, ancien chef de clinique chirurgicale de la Faculté de médecine de Paris, chirurgien en chef du dispensaire Furtado-Heine, membre correspondant de l'« American Orthopedic Association ». 1 volume grand in-8°, avec 231 figures dans le texte. . . . .   **12 fr.**

REGNARD. — *La Cure d'altitude,* par le Dʳ PAUL REGNARD, membre de l'Académie de médecine, professeur de physiologie générale à l'Institut national agronomique, directeur adjoint du laboratoire de physiologie de la Sorbonne. *Deuxième édition.* 1 fort vol. grand in-8°, avec 29 planches hors texte et 110 figures dans le texte, relié toile pleine. . . . .   **15 fr.**

ROGER. — *Les maladies infectieuses,* par G.-H. ROGER, professeur agrégé à la Faculté de médecine de Paris, médecin de l'hôpital de la porte d'Aubervilliers, membre de la Société de Biologie. 1 vol. in-8° de 1520 pages publié en 2 fascicules avec figures dans le texte. . . . .   **28 fr.**

SOULIER (H.). *Traité de Thérapeutique et de Pharmacologie,* par M. H. SOULIER, professeur à la Faculté de médecine de Lyon, membre correspondant de l'Académie de médecine. *Additionné d'un memento formulaire des médicaments nouveaux* (1901). *Ouvrage couronné par l'Académie des sciences et par l'Académie de médecine.* 2 vol. grand in-8°. . . . .   **25 fr.**

THIBIERGE. — *Syphilis et Déontologie,* par GEORGES THIBIERGE, médecin de l'hôpital Broca. 1 vol. in-8° broché. . . . . ' . . .   **5 fr.**

TRABUT. — *Précis de Botanique médicale,* par L. TRABUT, professeur d'histoire naturelle médicale à l'École de médecine d'Alger. *Deuxième édition,* entièrement refondue. 1 vol. in-8°, avec 954 figures. . . . .   **8 fr.**

Encyclopédie Scientifique ✹ ✹ ✹ ✹ ✹ ✹

✹ ✹ ✹ ✹ ✹ ✹ ✹ des Aide-Mémoire

Publiée sous la direction de **H. LÉAUTÉ**, Membre de l'Institut

Au 1ᵉʳ Mars 1905, 356 VOLUMES publiés

Chaque ouvrage forme un vol. petit in-8°, vendu : Br., **2 fr. 50.** Cart. toile **3 fr.**

DERNIERS VOLUMES MÉDICAUX PUBLIÉS

dans la *SECTION DU BIOLOGISTE*

BAZY. — *Maladies des Voies urinaires, Urètre, Vessie*, par le Dr BAZY, chirurgien des hôpitaux, membre de la Société de chirurgie. 4 vol.
    I. *Moyens d'exploration et traitement.* 2ᵉ édition. II. *Séméiologie.* III. *Thérapeutique générale. Médecine opératoire.* IV. *Thérapeutique spéciale.*

BERNARD. — *Les Méthodes d'exploration de la perméabilité rénale*, par Léon BERNARD, chef de clinique médicale à la Faculté de Paris.

BODIN. — *Biologie générale des Bactéries*, par E. BODIN, professeur à Rennes.
    — — *Les Bactéries de l'Air, de l'Eau et du Sol*, par E. BODIN.

BONNIER. — *L'Oreille*, par PIERRE BONNIER. 5 vol.
    I. *Anatomie de l'oreille.* II. *Pathogénie et mécanisme.* III. *Physiologie : Les Fonctions.* IV. *Symptomatologie de l'oreille.* V. *Pathologie de l'oreille.*

BROCQ ET JACQUET. — *Précis élémentaire de Dermatologie*, par MM. BROCQ et JACQUET, médecins des hôpitaux de Paris. 2ᵉ édition entièrement revue. 5 vol.
    I. *Pathologie générale cutanée.* II. *Difformités cutanées, éruptions artificielles, dermatoses parasitaires.* III. *Dermatoses microbiennes et néoplasies.* IV. *Dermatoses inflammatoires.* V. *Dermatoses d'origine nerveuse. Formulaire thérapeutique.*

CHATIN. — *La Pelade*, par A. CHATIN et F. TRÉMOLIÈRES, ancien interne à l'hôpital Saint-Louis.

CHATIN ET CARLE. — *Photothérapie. La lumière, agent biologique et thérapeutique*, par A. CHATIN, préparateur chef adjoint du Laboratoire d'Électrothérapie à l'hôpital Saint-Louis, et M. CARLE, ancien chef de clinique des maladies cutanées à la Faculté de Médecine de Lyon.

DELOBEL. — *L'Hygiène scolaire*, par le Dr J. DELOBEL.

FAISANS. — *Maladies des Organes respiratoires. — Méthodes d'Exploration; Signes physiques*, par le Dr Léon FAISANS, médecin de l'Hôpital de la Pitié. *Troisième édition.*

HÉDON. — *Physiologie normale et pathologique du Pancréas*, par E. HÉDON.

LABBÉ. — *Analyse chimique du sang*, par H. LABBÉ, chef de Laboratoire à la Faculté de Médecine de Paris.

LABIT. — *L'eau potable et les maladies infectieuses*, par le Dr H. LABIT, médecin principal de l'Armée.

LAVERAN. — *Prophylaxie du Paludisme*, par A. LAVERAN, membre de l'Institut.

LEVADITI. — *La Nutrition* dans ses rapports avec l'immunité, par C. LEVADITI.

MATHIEU ET ROUX. — *L'inanition chez les dyspeptiques et les nerveux.* Séméiologie et traitement par A. MATHIEU, médecin à l'Hôpital Andral et J. Ch. ROUX, ancien interne des hôpitaux.

MERKLEN. — *Examen et Séméiotique du Cœur, signes physiques*, par le Dr PIERRE MERKLEN, médecin de l'hôpital Laënnec. *Deuxième édition.*

SERGENT ET BERNARD. — *L'Insuffisance surrénale*, par E. SERGENT, ancien interne, médaille d'or des Hôpitaux, et L. BERNARD, chef de clinique adjoint à la Faculté. *Ouvrage couronné par la Faculté de Médecine de Paris.*

VOUZELLE. — *La Syphilis*, par le Dr VOUZELLE, ancien interne des hôpitaux. 2 vol.
    I. *Chancre et syphilis secondaire.* II. *Syphilis tertiaire et hérédo-syphilis.*

Bibliothèque Diamant

DES

Sciences médicales et biologiques

A l'usage des Étudiants et des Praticiens

Cette Collection est publiée dans le format in-16 raisin, avec nombreuses figures dans le texte, cartonnage à l'anglaise, tranches rouges.

VIENT DE PARAITRE

QUATORZIÈME ÉDITION
entièrement refondue et considérablement augmentée du

MANUEL DE PATHOLOGIE INTERNE
par Georges DIEULAFOY
Professeur de Clinique medicale a la Faculté de médecine de Paris
Medecin de l'Hôtel-Dieu, membre de l'Académie de medecine.

4 vol. in-16 diamant avec figures en noir et en couleurs, cartonnés à l'anglaise,
tranches rouges . . . . . **32 fr.**

DERNIERS VOLUMES PUBLIÉS

ARTHUS. — *Éléments de Chimie physiologique*, par MAURICE ARTHUS, professeur de physiologie et de chimie physiologique à l'Université de Fribourg (Suisse). *Quatrième édition revue et augmentée.* 1 vol.; avec figures. . . **5 fr.**

BARD. — *Précis d'anatomie pathologique*, par M. L. BARD, professeur à la Faculté de médecine de Lyon, médecin de l'Hôtel-Dieu. *Deuxième édition, revue et augmentée.* 1 volume, avec 125 figures . . . . **7 fr. 50**

BERLIOZ. — *Manuel de Thérapeutique*, par le Dʳ F. BERLIOZ, professeur à l'Université de Grenoble, avec une préface du professeur BOUCHARD. *Quatrième édition revue et augmentée.* 1 vol. . . . . **6 fr.**
— *Précis de Bactériologie médicale*, par F. BERLIOZ, avec une préface du professeur LANDOUZY. 1 vol. avec figures. . . . . **6 fr.**

BROCA (A.). — *Précis de Chirurgie cérébrale*, par Aug. BROCA, chirurgien de l'hôpital Tenon, professeur agrégé à la Faculté de médecine. 1 vol. avec fig. **6 fr.**

GILIS. — *Précis d'Embryologie*, *adapté aux sciences médicales*, par PAUL GILIS, professeur agrégé à la Faculté de médecine de Montpellier, avec une préface de M. le professeur MATHIAS DUVAL. 1 vol., avec 175 figures. . . . . . . **6 fr.**

LAUNOIS. — *Manuel d'Anatomie microscopique et d'Histologie*, par M. P.-E. LAUNOIS, professeur agrégé à la Faculté de médecine, médecin des hôpitaux. Préface de M. le professeur MATHIAS DUVAL. *Deuxième édition entièrement refondue.* 1 vol., avec 261 figures . . . . **8 fr.**

SOLLIER. — *Guide pratique des maladies mentales* (*séméiologie, pronostic, indications*), par le Dʳ PAUL SOLLIER, chef de clinique adjoint des maladies mentales à la Faculté de médecine de Paris. 1 vol. . . . . **5 fr.**

SPILLMANN ET HAUSHALTER. — *Manuel de diagnostic médical et d'exploration clinique*, par P. SPILLMANN, prof. de clinique médicale à la Faculté de médecine de Nancy et P. HAUSHALTER, prof. agrégé. *Quatrième édition entièrement refondue.* 1 vol., avec 89 figures. **6 fr.**

THOINOT ET MASSELIN. — *Précis de Microbie. Technique et microbes pathogènes*, par M. le Dʳ L.-H. THOINOT, professeur agrégé à la Faculté de médecine de Paris, médecin des hôpitaux, et E.-J. MASSELIN, médecin vétérinaire. Ouvrage couronné par la Faculté de médecine (Prix Jeunesse). *Quatrième édition entièrement refondue.* 1 vol., avec figures en noir et en couleurs. . . . . . **8 fr.**

WURTZ. — *Précis de Bactériologie clinique*, par le Dʳ R. WURTZ, professeur agrégé à la Faculté de médecine de Paris, médecin des hôpitaux. 2ᵉ *édition revue et augmentée*, 1 vol., avec tableaux et figures. . . . . **6 fr.**

L'ŒUVRE MÉDICO-CHIRURGICAL

Dr CRITZMAN, directeur

SUITE DE MONOGRAPHIES CLINIQUES

SUR LES QUESTIONS NOUVELLES

En Médecine, en Chirurgie et en Biologie

La science médicale réalise journellement des progrès incessants. Les traités de médecine et de chirurgie auront toujours grand'peine a se tenir au courant. C'est pour obvier a ce grave inconvénient que nous avons fondé ce recueil de Monographies, avec le concours des savants et des praticiens les plus autorisés.

Chaque monographie est vendue séparément. **1 fr. 25**

Il est accepté des abonnements pour une série de 10 Monographies consécutives, au prix à forfait et payable d'avance de **10** francs pour la France et **12** francs pour l'étranger (port compris).

MONOGRAPHIES EN VENTE (Mars 1905).

2. **Le Traitement du mal de Pott**, par A. CHIPAULT, de Paris.
4. **L'Hérédité normale et pathologique**, par le prof. CH. DEBIERRE, de Lille.
5. **L'Alcoolisme**, par JAQUET. privat-docent à l'Université de Bâle.
6. **Physiologie et pathologie des sécrétions gastriques**, par A. VERHAEGEN.
7. **L'Eczéma**, *maladie parasitaire*, par LEREDDE.
8. **La Fièvre jaune**, par SANARELLI, de Montevideo.
9. **La Tuberculose du rein**, par TUFFIER, prof. agr., chir. de l'hôp. de la Pitié.
10. **L'Opothérapie**, par le prof. A. GILBERT et P. CARNOT.
11. **Les Paralysies générales progressives**, par M. KLIPPEL.
12. **Le Myxœdème**, par G. THIBIERGE.
13. **La Néphrite des saturnins**, par H. LAVRAND.
15. **Le Pronostic des tumeurs**, *basé sur la recherche du glycogène*, par A. BRAULT.
16. **La Kinésithérapie gynécologique**, par H. STAPFER.
17. **De la Gastro-entérite aiguë des nourrissons**, par A. LESAGE, méd. des hôp.
18. **Traitement de l'Appendicite**, par FÉLIX LEGUEU, prof. agr., chir. des hôp.
19. **Les lois de l'Énergétique dans le régime du diabète sucré**, par E. DUFOURT.
20. **La Peste**, par H. BOURGES.
21. **La Moelle osseuse à l'état normal et dans les infections**, par G.-H. ROGER.
23. **L'Exploration clinique des fonctions rénales par l'élimination provoquée**, par CH. ACHARD, prof. agr. à la Faculté, méd. des hôp. et J. CASTAIGNE.
24. **L'Analgésie chirurgicale**, par voie rachidienne (injections sous-arachnoïdiennes de cocaïne), par TUFFIER, prof. agr. à la Faculté de Paris, chir. des hôp.
25. **L'Asepsie opératoire**, par MM. PIERRE DELBET, prof. agr. à la Faculté de Paris, chir. des hôp., et LOUIS BIGEARD, chef de clinique chirurgicale adjoint.
26. **Anatomie chirurgicale et médecine opératoire de l'Oreille moyenne**. par BROCA, prof. agr. à la Faculté de Paris, chir. des hôp.
27. **Traitements modernes de l'hypertrophie de la prostate**, par E. DESNOS.
28. **La Gastro-entérostomie** (Indications, Procédés d'investigation et procédés opératoires, Résultats). par les professeurs ROUX et BOURGET (de Lausanne).
29. **Les Ponctions rachidiennes accidentelles** et les complications des plaies pénétrantes du rachis, par E. MATHIEU, directeur du Val-de-Grâce.
30. **Le Ganglion lymphatique**, par M. DOMINICI
31. **Les Leucocytes**. *Technique* (*Hématologie, cytologie*), par M. le prof. COURMONT, et F. MONTAGNARD.
32. **La Médication hémostatique**, par le Dr P. CARNOT, docteur ès sciences.
33. **L'Élongation trophique**. *Cure radicale des maux perforants, ulcères variqueux, etc., par l'élongation des nerfs*, par le Dr A. CHIPAULT, de Paris.
34. **Le Rhumatisme tuberculeux**, par le professeur A. PONCET et M. MAILLAND.
35. **Les Consultations de nourrissons**, par Ch. MAYGRIER, agrégé.
36. **La Médication phosphorée**, par le professeur GILBERT et le Dr POSTERNAK.
37. **Pathogénie et traitement des névroses intestinales**, *en particulier de la* « Colite » ou *entéro-névrose muco-membraneuse*, par le Dr GASTON LYON.
38. **De l'Énucléation des fibromes utérins**, par Th. TUFFIER, professeur agrégé, chirurgien de l'hôpital Beaujon.
39. **Le Rôle du Sel en Pathologie**, par CH. ACHARD, professeur agrégé, médecin de l'hôpital Tenon.
40. **Le Rôle du Sel en Thérapeutique**, par CH. ACHARD.

Annales Médico-Psychologiques

(ORGANE DE LA SOCIÉTÉ MÉDICO-PSYCHOLOGIQUE)

JOURNAL DESTINÉ A RECUEILLIR TOUS LES DOCUMENTS RELATIFS A

L'Aliénation mentale, aux Névroses et à la Médecine légale des Aliénés

Fondateur : Dʳ J. BAILLARGER

RÉDACTEUR EN CHEF · Dʳ ANT. RITTI, Médecin de la Maison Nationale de Charenton

Les Annales Médico-Psychologiques paraissent tous les deux mois par fascic. in-8° d'environ 180 pages

ABONNEMENT ANNUEL : Pᴀʀɪs, **20** fr. — Déᴘᴀʀᴛᴇᴍᴇɴᴛs, **23** fr. — Uɴɪoɴ ᴘosᴛᴀʟᴇ, **25** fr.

REVUE NEUROLOGIQUE

Organe Officiel de la Société de Neurologie de Paris

PUBLIÉE SOUS LA DIRECTION DE

E. BRISSAUD	P. MARIE
Professeur à la Faculté de Médecine	Professeur agrégé à la Faculté
Médecin des hôpitaux de Paris.	Médecin des hôpitaux de Paris

Secrétaire de la Rédaction : Dʳ Henry MEIGE

La Revue Neurologique paraît le 15 et le 30 de chaque mois dans le format gr. in-8° et forme, chaque année, un volume d'environ 1200 pages avec figures dans le texte.

ABONNEMENT ANNUEL : Pᴀʀɪs ᴇᴛ Déᴘᴀʀᴛᴇᴍᴇɴᴛs. **30** fr. — Uɴɪoɴ ᴘosᴛᴀʟᴇ. **32** fr.

Nouvelle Iconographie
de la Salpêtrière

J.-M. CHARCOT

GILLES DE LA TOURETTE, PAUL RICHER, ALBERT LONDE

Recueil de Travaux originaux consacrés à l'Iconographie médicale et artistique

PUBLIÉ SOUS LE PATRONAGE SCIENTIFIQUE DE :

F RAYMOND, A JOFFROY, A. FOURNIER et de la SOCIÉTÉ DE NEUROLOGIE DE PARIS

Direction : Paul RICHER — *Rédaction :* Henry MEIGE

Abonnement annuel : Paris, **25** fr. Départements, **27** fr. Union postale **28** fr.

La **Revue Neurologique** et la **Nouvelle Iconographie de la Salpêtrière** sont les deux seules publications françaises qui s'occupent exclusivement des maladies du système nerveux. Elles se complètent l'une par l'autre : la première, sous la direction des créateurs de cette science en France, donnant l'ensemble de tout ce qui paraît en Neurologie ; la seconde, choisissant dans les affections neuropathologiques les cas les plus intéressants et les plus typiques pour les décrire et les fixer par l'image, doublant ainsi l'utilité scientifique d'un intérêt artistique.

Archives de Médecine des Enfants

PUBLIÉES PAR MM.

J. COMBY	O. LANNELONGUE
Médecin de l'Hôpital des Enfants-Malades	Professeur, Chirurgien à l'Hôpital des Enfants-Malades
	A.-B. MARFAN
J. GRANCHER	Agrégé, Médecin de l'Hôpital des Enfants-Malades.
Professeur de Clinique des maladies de l'enfance.	P. MOIZARD
	Médecin de l'Hôpital des Enfants-Malades.
V. HUTINEL	A. SEVESTRE
Professeur, Médecin des Enfants-Assistés	Médecin de l'Hôpital Bretonneau.

Dʳ J. COMBY, Directeur de la Publication.

Les **Archives de Médecine des Enfants** paraissent le 1ᵉʳ de chaque mois. Elles forment chaque année un volume in-8° d'environ 800 pages.

ABONNEMENT ANNUEL : Fʀᴀɴᴄᴇ (Paris et Départements), **14** fr. — Éᴛʀᴀɴɢᴇʀ (Union postale), **16** fr.

Bulletin de l'Institut Pasteur

REVUES ET ANALYSES

DES TRAVAUX DE MICROBIOLOGIE, MÉDECINE, BIOLOGIE GÉNÉRALE, PHYSIOLOGIE, CHIMIE BIOLOGIQUE

dans leurs rapports avec la BACTÉRIOLOGIE

COMITÉ DE RÉDACTION :

G. BERTRAND — A. BESREDKA — A. BORREL — C. DELEZENNE
A. MARIE — F. MESNIL
de l'Institut Pasteur de Paris

Le **Bulletin** paraît deux fois par mois en fascicules grand in-8°, d'environ 50 pages.
ABONNEMENT ANNUEL : PARIS, **22** fr. — DÉPARTEMENTS et UNION POSTALE, **24** fr.

ANNALES DE L'INSTITUT PASTEUR
(Journal de Microbiologie)

Fondées sous le patronage de **M. PASTEUR**

par M. E. DUCLAUX

Membre de l'Institut, Directeur de l'Institut Pasteur, Professeur a la Sorbonne et a l'Institut agronomique

Comité de rédaction : MM. les Docteurs **CALMETTE, CHAMBERLAND, GRANCHER, LAVERAN, METCHNIKOFF, NOCARD, ROUX** et **VAILLARD.**

Les **Annales** paraissent tous les mois dans le format grand in 8°, avec planches et figures.

ABONNEMENT ANNUEL : PARIS, **18** fr. — DÉPARTEMENTS, 20 fr. — UNION POSTALE, **20** fr.

Archives de Médecine Expérimentale
et d'Anatomie pathologique

Fondées par J.-M. CHARCOT

Publiées par MM. GRANCHER, JOFFROY, LÉPINE

Secrétaires de la rédaction : CH. ACHARD, R. WURTZ

Les **Archives** paraissent tous les 2 mois et forment chaque année un fort volume grand in-8°, avec planches hors texte en noir et en couleurs.

ABONNEMENT ANNUEL : PARIS, **24** fr. — DÉPARTEMENTS, **25** fr — UNION POSTALE, **26** fr.

Revue de Gynécologie
ET DE
Chirurgie Abdominale

DIRECTEUR
S. POZZI

Professeur de clinique gynecologique a la Faculté de Medecine de Paris
Chirurgien de l'hopital Broca, Membre de l'Academie de Médecine

Secretaire de la Redaction : F. JAYLE

La **Revue** paraît tous les deux mois en fascicules très grand in-8° de 160 a 200 pages, avec figures et planches en noir et en couleurs.

Abonnement annuel : France (Paris et départements), 28 fr. Étranger (Union postale), **30** fr.

Annales de Dermatologie ❧ ❧ ❧ ❧ ❧ ❧ ❧ ❧

❧ ❧ ❧ ❧ ❧ ❧ ❧ ❧ ❧ et de Syphiligraphie

PUBLIÉES PAR MM.

**ERNEST BESNIER, A. DOYON, L. BROCQ, R. DU CASTEL,
A. FOURNIER, H. HALLOPEAU, G. THIBIERGE, W. DUBREUILH**

Directeur de la publication : **Dʳ G. THIBIERGE**

ABONNEMENT ANNUEL : Paris. . . **30** fr. — Departements et Union postale. . . **32** fr.

BULLETIN DE LA SOCIÉTÉ FRANÇAISE
DE
Dermatologie et de Syphiligraphie

ABONNEMENT ANNUEL : Paris et Départements, **12** fr. — Union postale, **14** fr.

Nota : Les abonnés aux *Annales de Dermatologie* ont droit à recevoir cette publication aux conditions suivantes : Paris et Departements, **6** fr. — Union postale, **7** fr.

·Revue d'Hygiène et de Police Sanitaire

Organe de la Société de Médecine publique et de Génie sanitaire

FONDÉE PAR **E. VALLIN**

PARAISSANT TOUS LES MOIS SOUS LA DIRECTION DE

A.-J. MARTIN

Inspecteur général de l'Assainissement de la Ville de Paris,
Membre du Comité consultatif d'Hygiène de France.

ABONNEMENT ANNUEL : Paris, **20** fr. — Départements, **22** fr. — Union postale, **23** fr.

Archives d'Anatomie microscopique

FONDÉES PAR

E.-G. BALBIANI ET **L. RANVIER**

PUBLIÉES PAR

L. RANVIER ET **L.-F. HENNEGUY**
Professeur d'Anatomie generale   Professeur d'Embryogénie comparee
au Collège de France.   au Collège de France.

Les **Archives d'Anatomie microscopique** *paraissent par fascicules in-8° d'environ* 150 *pages. Quatre fascicules, paraissant à des époques indéterminées, correspondent à un volume dont l'abonnement est au prix unique de* **50** *francs.*

MATÉRIAUX POUR L'HISTOIRE DE L'HOMME
REVUE D'ANTHROPOLOGIE, REVUE D'ETHNOGRAPHIE RÉUNIS

L'ANTHROPOLOGIE

Paraissant tous les deux mois

RÉDACTEURS EN CHEF :

MM. BOULE ET VERNEAU

PRINCIPAUX COLLABORATEURS :

MM. D'ACY, BOULE, CARTAILHAC, COLLIGNON, DENIKER, HAMY, LALOY, MONTANO
Mⁱˢ DE NADAILLAC, PIETTE, SALOMON REINACH,
PRINCE ROLAND BONAPARTE, TOPINARD, VERNEAU, VOLKOV

Un an : Paris, **25** fr.; Départements, **27** fr.; Union postale, **28** fr.

REVUE D'ORTHOPÉDIE

PARAISSANT TOUS LES DEUX MOIS

SOUS LA DIRECTION DE

M. le Pr KIRMISSON

Avec la collaboration de MM.

O. LANNELONGUE, A. PONCET, PIÉCHAUD et PHOCAS

Secrétaire de la Rédaction : Dr GRISEL, chef de clinique a l'hôpital Trousseau.

La **Revue d'Orthopédie** paraît tous les deux mois, par fascicules grand in-8e, illustrés de nombreuses figures dans le texte et de *planches hors texte*, et forme chaque année un volume d'environ 5oo pages.

ABONNEMENT ANNUEL : PARIS, **15** fr. — DÉPARTEMENTS, **17** fr. — UNION POSTALE, **18** fr.

Annales des Maladies de l'Oreille et du Larynx

du Nez et du Pharynx

DIRECTEURS :

M. LERMOYEZ
Medecin de l'Hopital Saint-Antoine.

P. SEBILEAU
Professeur agrege, chirurgien des hôpitaux

E. LOMBARD
Oto-Rhino-Laryngologiste des Hopitaux.

SECRÉTAIRES DE LA RÉDACTION : H. BOURGEOIS ET H. CABOCHE

Les **Annales des Maladies de l'Oreille et du Larynx** paraissent tous les mois, et forment chaque annee un volume in-8e, avec figures dans le texte.

ABONNEMENT ANNUEL : PARIS, **12** fr. — DEPARTEMENTS, **14** fr. — UNION POSTALE, **15** fr.

REVUE DE LA TUBERCULOSE

Paraissant tous les deux mois

SOUS LA DIRECTION DE MM.

CH. BOUCHARD, Président de l'Œuvre de la Tuberculose

Comite de Redaction : MM.

ARLOING, BROUARDEL, CHAUVEAU, CORNIL, A. FOURNIER, J. GRANCHER, LANNELONGUE, F. RAYMOND, CH. RICHET, KELSCH, L. LANDOUZY

Redacteur en chef : Dr Henri CLAUDE
Professeur agrege a la Faculte de Paris, Medecin des hôpitaux.

Secretaire de la Redaction : Dr G. VILLARET

ABONNEMENT ANNUEL : Paris **12** fr. — Departements, **14** fr. — Union postale, **15** fr.

Journal de Physiologie ✴ ✴ ✴ ✴ ✴ ✴ ✴ ✴

✴ ✴ ✴ ✴ ✴ ✴ ✴ ✴ et de Pathologie Générale

PUBLIÉ PAR MM.

BOUCHARD et CHAUVEAU

Comité de Redaction : MM. J. COURMONT, E. GLEY, P. TEISSIER

Le *Journal de Physiologie et de Pathologie Générale* paraît tous les deux mois dans le format grand in-8, avec planches hors texte et figures dans le texte. Outre les memoires originaux, chaque numéro contient un *index bibliographique* de 30 ou 40 pages comprenant l'analyse des travaux français et étrangers.

Abonnement annuel : PARIS ET DÉPARTEMENTS, **35** fr. — UNION POSTALE, **40** fr.